Lisados y biopéptidos naturales: bases científicas y aplicaciones clínicas

Dr. Gustavo R. Cointry

Soluciones Naturales de México (SONAMEX)

Datos de autor:
1 edición 2021
© derechos de edición y autor reservados.
Gustavo Roberto Cointry
www.sonamex.com.mx
© Gustavo Roberto Cointry

ISBN: 9798702380056

Contenido

Agradecimientos:

A mis padres, que me permitieron elegir librememente mi camino

A mis hijos Emiliano y Mauro

A Patricia, por el apoyo que siempre me ha brindado

A los fundadores y socios de SONAMEX con quienes hemos iniciado un camino que todavía continúa

A todos mis compañeros de SONAMEX, que me han ayudado a crecer juntos en estos años

A mis amigo y compañeros Sara Feldman, Bernardo Acosta Martínez, Juan Pablo Moltó, Antonio Guillermo Báez y Ricardo Capozza, de los cuales he aprendido mucho de investigación, docencia y medicina.

Al Dr. José Luis Ferretti, quien me enseñó todo lo que sé de investigación

Prólogo

Corría el año 2013, en Rosario (Argentina), cuando mi agente de relaciones internacionales en Argentina, la Lic. Mariana Colabianchi, me comenta que debo de conocer a un Doctor que trabaja sobre un enfoque biológico con unas sustancias que podrían encajar muy bien con mis trabajos en Acupuntura Científica. Evidentemente le dije que sí, no había problema en ello, y así fue, por el mismo tiempo, y gracias a mi delegada entablé conversaciones con un gran inmunólogo de la ciudad de Rosario, el Dr. Guillermo Báez. Recuerdo una reunión que tuvimos los tres, en este caso de la más variopinta, un bioquímico, un inmunólogo y un Acupuntor, sin la menor duda fue muy interesante, a partir de ese encuentro hicimos una entrañable amistad. El Doctor Gustavo organizo en México, a través de la empresa Sonamex, el IV Simposio Internacional de Inmunología y Medicina Biológica en el 2013, donde tanto el Dr. Baéz como yo fuimos invitados. Es a partir de ese momento, y junto a grandes profesionales que empieza un estudio profundo de este enfoque desde mi parte, siendo en la actualidad una de las herramientas que más me fascinan. Sin embargo, faltaba una obra que reuniera y que propusiera toda la información científica que sustenta esta mirada, siendo conseguido en este formidable trabajo.

Sin lugar a duda nos encontramos ante una obra que hará historia, pues pocos trabajos reúnen en su seno tanta información sobre este enfoque biológico, basado en sustancias bioactivas y moduladoras del sistema Psiconeuroinmunoendócrino. Este enfoque puede ser coadyuvante en muchas de las enfermedades actuales que azotan a la humanidad, a todos los niveles, desde la mejora de los tejidos (nutriéndolos) con enfoques preventivos, hasta el planteo de la regulación inmunológica en patologías tan complejas como las autoinmunes, sin olvidaros de la gran pandemia que nos azota en la actualidad conocida como el cáncer.

La propuesta de los péptidos o lisados es tan amplia que podríamos decir que es una herramienta para usar en cualquier enfoque biomédico desde la medicina ortodoxa hasta las terapias complementarias que gocen de un enfoque científico serio y riguroso.

El Dr. Gustavo Cointry es sin duda en la actualidad uno de los mayores exponentes en el enfoque biológico de los péptidos de bajo peso molecular en la modulación de las diferentes dolencias. Esta disciplina fue desarrollada a principios del siglo pasado y es por ello un enfoque relativamente nuevo y desconocido para la mayoría de los clínicos que buscan una medicina sistémica basada en estímulos biológicos que regulen las funciones biológicas, sin saturar al organismo de sustancias químicas con alto poder iatrogénico. Los péptidos son sustancias reconocidas por nuestras células que en vez de imponer funciones biológicas las potencia, pues no actúan como sustancias químicas que intervienen en cadenas moleculares, bloqueando o generando cambios funcionales. En este caso solo ayudan a las funciones naturales al actuar bajo conceptos de organoespecificidad y estimulación de las funciones biológicas propias del organismo.

Es por este enfoque tan sistémico y natural que el Dr. Gustavo Cointry y yo desde hace años que compartimos ideas similares, en el concepto de lo que es la salud y como se puede recuperar la misma. Sin la menor duda, la ciencia propuesta por este libro es compatible con todas aquellas miradas que respeten el Rex Nature del organismo, como por ejemplo sucede con la medicina china, donde el Dr. Gustavo y yo mismo estuvimos trabajando en la unión de estas miradas tan sinérgicas. Sin embargo, faltaba un libro actualizado y con una calidad científica que aclarara muchas dudas que esta terapia despierta, y que de una forma magistral nos expone el autor.

Sin duda nos encontramos ante una mirada necesaria en nuestros tiempos, donde hemos olvidado la necesidad de entender las funciones biológicas como ajustes alostáticos al estrés bio-psico-social. Los síntomas no son enfermedades sino ajustes alostáticos a ese estrés, las medicinas supresoras de síntomas no harán más que perjudicar al sistema Psiconeuroinmunoendocrino y miradas como la presente solo ayudan al organismo a que se ajuste a este estrés y se automodule, dándole las biomoléculas adecuadas para su correcto ajuste. Espero disfruten de esta lectura como yo lo he hecho y que de algún modo le dé más herramientas de trabajo en su quehacer clínico.

Prof. Juan Pablo Moltó Ripoll
Fundador de la Psiconeuroacupuntura

Introducción

Hace 30 años que empecé a trabajar con lisados y me pareció un buen momento de hacer una suerte de balance de mi experiencia con estos productos. El término "balance" suena como a final de ciclo, pero, al menos en este caso, no es así. Creo que ahora sí puedo hacer una revisión exhaustiva de todo lo que he hecho a lo largo de estos años y me parece que es buen momento para dejarlo plasmado en un libro. Hace años que tenía ganas de escribirlo, pero parecía que nunca tenía tiempo y que no reuniría lo mínimo para poder hacer una obra interesante. Siempre tuve la duda como lo abordaría: desde la frialdad de los datos científicos, o si lo haría desde el punto de vista personal, ya que también estos productos han invadido mi propia vida. De hecho, cuando empecé a trabajar realmente no conocía nada de la llamada "lisadoterapia" y era bastante escéptico respecto de sus beneficios. Sin embargo, hoy no hay familiar o amigo que no haya utilizado lisados para prevenir o tratar alguna patología. Por eso, decidí que ambos aspectos deben estar presentes, en diferente proporción en este libro. El texto no pretende ser un manual de uso de los lisados, ni un panegírico de la lisadoterapia. Mi pretensión es que ayude a entender qué es la lisadoterapia, cuáles son sus fundamentos científicos y como pueden utilizarse para beneficiar la salud de las personas.

Inicio, entonces, contándoles mi historia con los "lisados". Corría el año 1991 y llevaba pocos meses de recibido de Bioquímico en la Universidad Nacional de Rosario. Durante la carrera me había interesado en la investigación en el ámbito de la osteología (especialidad en la hoy mismo continúo desarrollando una línea de investigación), sin trabajo rentado significativo, más allá de ayudantías docentes en la misma Facultad. En ese momento me entero por un familiar que buscaban bioquímico en una empresa que elaboraba "lisados". Nunca había escuchado este término durante toda mi carrera. En la información que me habían proporcionado en la

Universidad no figuraba ningún producto, ninguna droga ni nada que se llamara "lisado" ni ninguna terapéutica que se llamara "lisadoterapia". Por supuesto que conocía las proteínas y la hidrólisis de proteínas, pero desconocía completamente lo que englobaban esos términos. Ya cuando ingresé en la empresa, me enteré de que se trataba de una línea de productos provenientes de tejido animales en su gran mayoría, los cuales eran sometidos a un proceso de hidrólisis enzimática. De ahí su nombre, hidrolizados de proteínas o, simplemente, lisados. "Lisar" es un término que proviene del vocablo griego "lisis", que significa romper. De manera que podemos considerar a los lisados como, simplemente, "proteínas rotas" o degradadas en fragmentos más pequeños: aminoácidos libres y péptidos. Hasta aquí, no había nada nuevo. Las proteínas y aminoácidos no eran más que alimentos, bases para construir nuestras propias proteínas, pero nada más. Sí conocía péptidos biológicamente activos, o biopéptidos, pero no me imaginaba que esta suerte de mezcla de aminoácidos y restos proteicos pudieran utilizarse para el tratamiento y/o prevención de diferentes patologías y que su aplicación fuera casi una "especialidad terapéutica" y recibiera el nombre genérico de "Lisadoterapia". La bibliografía que manejaban para explicar la supuesta eficacia de los lisados no era muy científica y se remitía a los trabajos primigenios del Dr. Carlos Villar, a principios del siglo XX, con conscriptos tuberculosos y a referencias de Kazakov en la URSS en la década de 1950. La principal cualidad que tenían los lisados era la bioespecificidad de órgano, por el cual cada lisado se dirigía a su órgano de origen para reforzarlo. ¿Cómo es que el lisado sabe cómo llegar al órgano donde "se originó"? Nadie me lo explicaba. El lisado "sabía" donde dirigirse. Se imaginarán que yo, recién salido de la Universidad, traía ese clásico escepticismo que todavía hoy despierta el uso de los hoy llamados biopéptidos naturales en los profesionales de la salud "clásicos" o "alópatas". Por esta razón era que, al principio, no tenía mucha fe en que los lisados pudieran ser efectivos. Pero, en ciencia nada es cuestión de fe. La duda es la base y el espíritu crítico una de sus principales características. De todas formas, por ser productos provenientes de alimentos y que proveen de aminoácidos y péptidos, son considerados suplementos alimenticios, no medicamentos. Entonces, para mí era un trabajo sencillo donde yo aplicaría mis conocimientos para que estos suplementos alimenticios fueran seguros para su consumo, aunque (yo pensaba) realmente no fueran efectivos como preventivos y/o terapéuticos en diferentes enfermedades, como decían ser. Seguramente estaría un tiempo allí para luego dedicarme de lleno a mi vocación de investigador (o al menos aprendiz de investigador).

Aquí es donde empieza a aparecer el tema familiar, ya que mis familiares "creían" más en el producto que yo. Y, curiosamente, yo veía que tanto familiares como amigos que lo usaban sentían un efecto benéfico en su salud. Desde luego, el efecto placebo podía influir en esta mejoría. Para sacarme la duda, me dirigí a un médico que indicaba estos productos para conocer sobre su experiencia, el Dr. Pedro Lucero. Pedro era un profesional igualmente escéptico que yo, pero me confirmó que los efectos de los lisados eran reales y no simple efecto placebo, ya que tenía muchas historias clínicas de pacientes con afecciones crónicas que no mejoraban con la medicación clásica, que sí respondían a la lisadoterapia. Lamentablemente, la mayoría de las veces llegaban pacientes ya desahuciados, con tratamientos muy prolongados, polimedicados y sin respuesta positiva. De repente empiezan a deambular por consultorios de terapeutas, médicos con formaciones muy diversas, chamanes, manosantas, entre otros. En algún momento, llegaban con algunos de nuestros profesionales y veíamos su mejoría. Artritis reumatoide de larga data, sin poder caminar; lupus con manifestaciones cutáneas y articulares, pies diabéticos con fecha de amputación que se salvaban, miastenia gravis sin solución efectiva, entre otras patologías, impactaron por su respuesta. Sorprendido con estos efectos y siendo un aprendiz de investigador, comencé a hacer una búsqueda bibliográfica, sin mucha idea ni sistematicidad pero que, de a poco, comenzó a dar sus frutos. Al principio encontré que hidrolizados provenientes de tejidos naturales contenían péptidos de bajo peso molecular con actividad biológica. Ahí me di cuenta de que esos péptidos podrían ser una de las causas de la bioespecificidad que declamaban Villar y Kazakov. Evidentemente, había receptores celulares que podrían ser específicos para estos péptidos y así provocar un efecto regenerador o de otro tipo en los órganos blanco. Ya profundizaremos más adelante este concepto. Luego, encontré ciertos trabajos que hablaban de que si uno administraba proteína entera o hidrolizada de órganos blanco a animales que sufrían alguna enfermedad autoinmune, se generaba lo que llamaban tolerancia oral. Para comprender brevemente este concepto, que desarrollaremos más adelante, vamos a un ejemplo sencillo: si un paciente con hepatitis autoinmune le doy proteína de hígado entera o hidrolizada le restablezco la tolerancia a su hígado y la enfermedad cede. Por supuesto que esto no es tan sencillo y lo explicaré con más detalle en el capítulo correspondiente.

Esto fue, para mí, un estímulo y una motivación a seguir investigando en el tema. No todo se redujo a una simple búsqueda bibliográfica. Así fue como en 1998 presenté un resumen de mis trabajos con lisados al Congreso Internacional de Medicina Tradicional, Natural y Bioenergética, que se llevaba a cabo cada dos años en Holguín (Cuba) y dirigía un gran médico anatomista y especialista en medicina alternativa y complementaria, el Dr. Bernardo Acosta Martínez. Esto fue un hito muy importante para mí, personalmente, y para la difusión de la lisadoterapia en Iberoamérica. Así fue como empecé a interactuar con médicos e investigadores con formación muy disímil, siempre enfocados en mejorar la vida de las personas. Varios años visitando Holguín para trabajar en la Facultad de Ciencias Médicas, junto con Bernardo, que hoy es un gran amigo y compañero de ruta.

Para profundizar nuestros conocimientos en lisadoterapia y biopéptidos naturales realizamos algunas investigaciones junto con investigadores y médicos de prestigio, como la Dra. Sara Feldman, de la Facultad de Ciencias Médicas, de la Universidad Nacional de Rosario, y el Dr. Antonio Guillermo Báez, del

Grupo de Investigaciones en Enfermedades Moleculares e Inmunológicas (GIEMI). La difusión de estas ideas las realizamos, en Congresos argentinos e Internacionales (Cuba, México, Colombia, citas). Algunas de ellas fueron publicadas en revistas científicas internacionales.

Todo este trabajo me llevó a la empresa Soluciones Naturales de México S.A. de C.V. (SONAMEX), la que fundamos juntos con la Maestra María Guadalupe Alemán Torres, la Sra. Virginia Téllez y la Lic. María Guadalupe Castillo, en el año 2002. Desde aquí trabajamos para que los biopéptidos naturales provenientes de proteínas hidrolizadas, conocidos también como lisados o peptonas, ayuden a mejorar la salud de la población y tratar diferentes patologías crónicas.

En este libro volcaré toda mi experiencia con estos productos, que son considerados suplementos alimenticios, pero tienen un potencial preventivo y terapéutico enorme. Por esta razón, consideramos que los lisados con biopéptidos naturales son nutracéuticos: productos provenientes de alimentos que poseen propiedades benéficas para la salud. Pese las evidencias, algunos médicos consideran a la lisadoterapia dentro de las terapias alternativas o complementarias, seguramente por tratarse de suplementos alimenticios o desconocer dichas evidencias. También el hecho de conservar el nombre tradicional de "lisadoterapia" contribuya a eso. Sería más propio llamarla: uso de biopéptidos naturales para la prevención y/o el tratamiento enfermedades crónico-degenerativas. Tal vez un poco largo para adoptarlo.Por esta razón tenemos mejor recepción en profesionales que utilicen terapias alternativas como herbolaria, acupuntura, homeopatía, terapia neural, etc. Igualmente, muchos médicos convencionales utilizan los péptidos, tanto por sus bases científicas como por su eficacia terapéutica. El contenido de este libro incluye una breve evolución de la medicina, el concepto de medicina convencional y alternativa, una perspectiva histórica de la lisadoterapia y las bases científicas de esta materia. También abordaremos aspectos puntuales de cada una de las patologías que se pueden tratar, mostrando evidencias científicas y el manejo clínico de cada una de ellas.

Este libro va a dirigido a todos los profesionales de la salud, independientemente de su preferencia terapéutica, como también a pacientes que se interesen en la salud y en este tipo de productos. Desde luego, para entender cómo podemos prevenir o tratar enfermedades con lisados deberemos entrar en el ámbito de la biología celular y molecular, entender cómo se comunican las células entre sí y cómo el sistema inmune nos defiende de las agresiones externas, haciendo un equilibrio muy delicado para mantener para no reaccionar exageradamente y provocar daño en el propio organismo. Intentaré ofrecer un lenguaje sencillo y explicaciones lo más didácticas posibles, no exentas de rigurosidad, basadas en investigaciones recientes.

Para terminar, les quiero agradecer a todos los profesionales con los que he interactuado a lo largo de estos años. He aprendido de todos ellos. Especialmente, quiero recordar a tres grandes profesionales y amigos, que me han ayudado a ampliar mi visión de la salud: el Dr. Bernardo Acosta Martínez, de la Facultad de Ciencias Médicas de Holguín, Cuba, que me abrió las puertas de eventos internacionales y me ha ayudado muchísimas veces, con gran generosidad, además de aprender de todo su conocimiento de medicina; el Dr. Antonio Guillermo Báez, director de GIEMI, inmunólogo con enorme experiencia en el tratamiento de patologías autoinmunes, con quien empezamos nuestras aventuras de difundir la lisadoterapia por América, y el Prof. Juan Pablo Moltó Ripoll, del Instituto de Psiconeuroacupuntura de Alicante, España, de quien aprendo día a día como difundir didácticamente la información científica, con quien tenemos varios proyectos para integrar la acupuntura científica con el uso de biopéptidos naturales. Y, por supuesto, a la gente de Soluciones Naturales de México que, con quienes llevamos 18 años de trabajo, tratando de llevar las bondades de los lisados a todas las latitudes, con el objeto de mejorar la salud de las personas de manera natural. Este libro es otro paso hacia ello. Espero que les guste.

Capítulo 1. El concepto de salud y medicina a lo largo de la historia.

Para entender la medicina convencional de hoy y el concepto de terapias alternativas y complementarias, me parece importante repasar brevemente la historia de la medicina. Como abordaremos este libro desde la perspectiva científica, resulta interesante analizar cómo comenzó la medicina casi religiosa y mitológica y como fue mutando a una práctica profesional basada en el conocimiento científico. La medicina actual basa todo su conocimiento en disciplinas como la física, la química y la biología, que luego derivan en otras subdisciplinas más especializadas, como la fisiología, la patología, la inmunología, etc. Paralelamente las terapias alternativas y complementarias se basan en saberes tradicionales, en teorías alternativas, en principios filosóficos diferentes y se considera que no tienen fundamentos científicos, al punto de que algunos las llaman "pseudociencias". Por supuesto que, al ser el conocimiento científico transitorio, sujeto siempre a nuevos hallazgos que pueden modificarlo, lo que hoy no tiene fundamentos científicos, mañana puede tenerlo. Poniendo de ejemplo a la acupuntura, hasta hace un tiempo se consideraba que no tenía bases científicas (hay gente que todavía considera eso), pero existen trabajos científicos que aportan evidencia en favor de que esta ancestral terapia posee fundamentos científicos para tratar el dolor, entre otras cosas en las cuales no me voy a meter en este libro. Sugiero a quien quiera profundizar las bases científicas de la acupuntura, consultar los libros del Prof. Juan Pablo Moltó Ripoll, que aborda esta temática con rigurosidad y didáctica. En cuanto a la Lisadoterapia, comenzó dentro de las llamadas terapias alternativas y complementarias, pero hoy tenemos evidencia suficiente para considerarlas dentro del arsenal médico convencional, dentro de los llamados nutracéuticos. Los nutracéuticos, ya lo veremos más adelante, son productos derivados de alimentos pero que poseen propiedades beneficiosas para el organismo. Todavía hoy nos encontramos con médicos que no conocen la lisadoterapia y sus bases científicas. Espero que este libro sirva, en parte, para que esta se conozca más entre los médicos convencionales.

Volviendo a la historia de la medicina, la abordaremos brevemente para poner en contexto qué se consideraba medicina en cada época y lugar en particular y como fue evolucionando hasta hoy.

La medicina en la antigüedad

En la prehistoria no existía un concepto claro de salud. La medicina prehistórica se caracterizó por ser intuitiva, mágica y religiosa (1). Los fenómenos naturales como tormentas, rayos, truenos, sequías, inundaciones, los movimientos del sol y de la luna, etc., no podrían ser explicados y generaban temor en el hombre. Por esto supuso que debía de existir una fuerza superior desconocida, y, así, fue surgiendo un pensamiento mágico que pudiera explicarlos. Las enfermedades, entonces, fueron considerada como un "castigo divino" y la "intervención médica" consistía en ritos que agradaran a los Dioses, para evitar que su ira cayera sobre la gente. Fue entonces que tomó preponderancia el chamán, que se trataba de un miembro del grupo con "poderes especiales", y era capaz de diagnosticar, tratar y dar el pronóstico de una enfermedad. Para ello recurría a alucinógenos u pócimas obtenidas de la naturaleza, con lo que "liberaba" las fuerzas malignas causantes de la enfermedad.

Más adelante, durante la cultura sumeria que predominó en Babilonia, la concepción mágica y religiosa continuó. Tenían divinidades que estaban directamente relacionadas con la salud y las enfermedades. Además de divinidades protectoras, había espíritus capaces de producir enfermedades. Se estima que había unos seis mil espíritus malignos, algunos de los cuales "estaban especializados" en ocasionar determinadas dolencias. Por este motivo la medicina era un arte sagrado para los mesopotámicos, y el médico-sacerdote era uno de los personajes más respetados de la ciudad-estado, sabía leer y escribir, conocía ciencia, religión, literatura, adivinación y astrología. Empleaban tratamientos que, habitualmente, se administraban por vía oral, en la mayoría de los casos acompañados con cerveza, para disimular el sabor desagradable que tenían; pero también se podían administrar en forma de vapores inhalados, pomadas, enemas o ungüentos. Esto ya significaba un avance, dentro de este contexto, ya que existían tratamientos "médicos".

En el antiguo Egipto, el conocimiento fue esencialmente de naturaleza práctica, manteniendo una concepción mágica, como en Babilonia. Poco a poco los sabios del antiguo Egipto fueron adquiriendo un gran prestigio y alcanzaron un elevado nivel de conocimientos (Figura 1). La medicina fue la que mayor desarrollo alcanzó, hasta el punto de que la fama de los médicos egipcios rebasó las fronteras y en más de un caso los reyes de otros países solicitaron su ayuda para resolver enfermedades a las que sus propios médicos no habían encontrado respuesta. Las enfermedades fueron clasificadas en tres grandes grupos: las que eran atribuidas a espíritus malignos, las provocadas por traumatismos y aquellas de causa desconocida, atribuidas a los dioses. Esta concepción mágica de la salud y la enfermedad propició la aparición de numerosos talismanes que protegían a los egipcios de todo tipo de males.

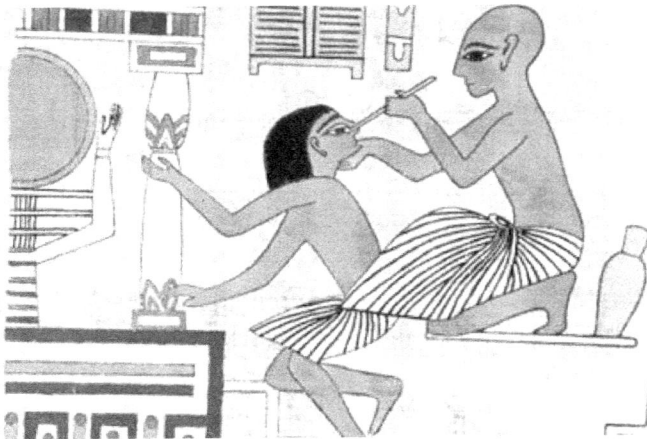

Figura 1 – Medicina en Egipto

En cuanto a la civilización hebrea antigua, los aspectos médicos estuvieron muy influenciados, en sus inicios, por la medicina mesopotámica, hasta el punto de que los judíos pensaban que la enfermedad estaba relacionada con un castigo divino y que, por tanto, era la manifestación externa del pecado. Hubo una estrecha relación entre enfermedad y religión y por este motivo para acercarnos al conocimiento de las prácticas médicas hebreas es necesario recurrir a la lectura de los textos bíblicos, en especial al Antiguo Testamento y al Talmud. La introducción de médicas higiénicas como prevención en la transmisión de enfermedades fue uno de los grandes aportes hebreos. En el Antiguo Testamento se hace referencia a numerosas leyes y rituales relacionados directamente con la prevención de enfermedades, como puede ser la recomendación de aislar a las personas enfermas para evitar el contagio (tan utilizada hoy en día), lavarse las manos después de haber manipulado cadáveres o la recomendación de enterrar los excrementos en lugares alejados de las viviendas, prácticas de las que no tenemos evidencia en ninguna otra civilización hasta ese momento. Se sabe que los hebreos eran monoteístas y consideraban que Dios es el médico del alma y del cuerpo. Por eso, los hebreos entendían que la salud era un don divino y que la enfermedad era el castigo por haber cometido un pecado. Por este motivo, los médicos son un mero instrumento divino y es a través de ellos que Dios es capaz de realizar su voluntad y devolver la salud a los enfermos (1).

En la India, los comienzos de la civilización aria se remontan de 25 a 45 siglos anteriores a nuestra era. Hacia el tercer milenio antes de Cristo es cuando aparecen las llamadas civilizaciones de Mohenjo Daro, en el Indo, y de Harappa, en el río Ravi. Desde el punto de vista médico, los dos períodos más importantes fueron el védico (desde el siglo XV hasta el VIII a. C.) y el brahmánico (desde el siglo VIII a. C. hasta el siglo X d. C.). Fue durante el período brahmánico cuando se sentaron las bases de un complejo sistema médico (en el siglo V a. C. se fundan las universidades de Taxila y Benarés). Se concebía al cuerpo humano como un microcosmos, construido a imagen y semejanza del macrocosmos del universo. Se consideró que tanto el hombre como el universo estaban constituidos, a su vez, por los cinco elementos básicos: espacio, tierra, viento, fuego y agua. El concepto básico de salud consistía en el perfecto equilibrio de los tres elementos corporales: aire (prana), flema (kapha) y bilis (pitta) (1). Estos elementos son físicos corporales, por lo tanto, no son espirituales, pero no pueden verse; y cada uno de ellos tiene una misión perfectamente definida. No obstante, su componente mágico-religioso, la medicina india ha aportado grandes avances y actualmente se utiliza la medicina ayurvédica como parte de las terapias alternativas y complementarias. No profundizaré en ella, porque excede el marco de este libro, pero no hay duda de que algunas de sus aplicaciones siguen estando vigentes hoy.

Algo similar pasa con la medicina china, una medicina ancestral, que actualmente se utiliza mucho. El origen de la medicina china se pierde en las leyendas y su fundamento se atribuye a tres emperadores legendarios: Fu-Hsi (2900 a. C.), Shen Hung (2700 a. C.) y Huang-Ti (2697-2597 a.C.). Durante el reinado del emperador Fu-Hsi se sentaron las bases de la filosofía china, los principios de dualidad del yin (lado de la sombra) y el (lado del sol). El emperador Shen Hung propició la creación de la medicina herbal y de la acupuntura, dos de las bases del arsenal terapéutico. Y Huang-Ti, el llamado Emperador amarillo, fue el autor del texto más antiguo de la medicina china, el Nei King (2), un tratado escrito a mediados del cuarto milenio antes de Cristo en forma de diálogos entre el emperador y su primer ministro Ch'i Po transmitido oralmente durante generaciones. Desde el siglo V a. C., el saber médico chino se basa en la teoría cosmológica que considera al hombre un microcosmos que participa de las cualidades del macrocosmos o universo, formado por el dios Pan Ku e integrado por dos principios opuestos (yin y yang). El yin representa el principio femenino y se asocia con la luna, la tierra, la oscuridad, la debilidad. El yang, por su parte, es un principio masculino, asociado con el cielo, la luz, la fuerza, la dureza, el calor. Mientras que el yang es todo lo activo, el yin simboliza lo pasivo. De la relación dinámica de ambos principios opuestos se genera el curso cíclico de la naturaleza y la salud; el bienestar resulta del perfecto equilibrio entre estas dos fuerzas antagónicas. Los dos principios se distribuyen por el cuerpo a través de doce canales energéticos (chin), por los que circula y fluye la energía del organismo (chi), la cual se concentra en unos núcleos o nudos generadores y propulsores de energía. Básicamente, las enfermedades se producen cuando alguno de estos canales se obstruye. Además de la dualidad del yin y el yang, la filosofía china gira en torno al simbólico número 5: así hay cinco ciclos, cinco planetas, cinco tonos, cinco sabores, cinco colores y cinco elementos componentes del universo (tierra, madera, fuego, metal y agua). Como el hombre es un pequeño microcosmos, nuestro organismo también está presidido por el número 5: hay cinco vísceras principales (corazón, pulmones, riñones, hígado y bazo) a las cuales están subordinadas otras cinco vísceras secundarias (estómago, intestino delgado, intestino grueso, uréter y vejiga) (Figura 2). Además, todos los órganos principales se corresponden con un elemento, un planeta, una estación, un color, un sonido y un sabor. El Nei King distingue cinco tipos de tratamientos diferentes: aquellos que curan el alma, la dieta, los fármacos, la acupuntura y la moxibustión. Como se puede comprobar, la cirugía no estaba incluida entre los tratamientos, debido a que la práctica quirúrgica estaba muy limitada por la ética de la doctrina de Confucio (551-479 a. C.), que imponía la obligación moral de mantener intacto el cuerpo recibido de los padres.

Nuevamente recomiendo para conocer más sobre la medicina china algún texto específico, especialmente los del Prof. Juan Pablo Moltó, que explican con mayor profundidad y didáctica las bases de esto complejo conocimiento. De todos modos, la volveremos a considerar muy brevemente cuando veamos la medicina alternativa y complementaria, ya que se utiliza mucho, lo mismo que la ayurvédica, que actualmente está muy en boga.

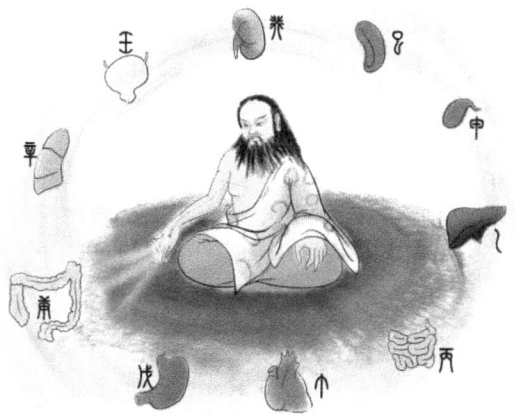

Figura 2 – Medicina China

Hasta aquí vimos que los conocimientos médicos estaban basados en el pensamiento mágico y en el empirismo. Hasta ese momento predominaba el mitos, que explicaba todo a través de relatos fantásticos que involucraban dioses de diferente origen (3). El clima, las enfermedades, las catástrofes, los fenómenos naturales, todo tenía origen mitológico, especialmente desde Asia Menor hasta occidente. Las culturas china e india intentaron explicarlos con los conocimientos que tenían hasta el momento y, aún hoy, muchos basan su práctica en estos conocimientos tradicionales.

Antigua Grecia
Se considera que la civilización occidental comienza en la Antigua Grecia. Allí fue que, en el siglo VI a.C., aparecieron personas que empezaron a plantearse preguntas respecto de que era el universo, qué eran las ideas, qué eran las cosas. Se planteó una contraposición entre el mitos, que explicaba todo a partir de los Dioses y sus designios, y el logos, que consistía en entender desde el punto de vista racional que es lo que pasaba (3). Ese fue el comienzo del pensamiento

científico que, en un principio, surgió bastante mezclado con conceptos mágicos y religiosos, pero que, de a poco, empezó a cambiar el curso de la historia. Si bien se conservaron elementos de la cultura babilónica, la aparición de filósofos de la talla de Tales, Parménides, Heráclito, Demócrito y, por supuesto, Sócrates, Platón y Aristóteles, fue, poco a poco, conformando un cuerpo de conocimientos lógicos que constituyeron la base de la ciencia occidental. La salud también tuvo avances significativos. De todas formas, los conocimientos que tenían en el aspecto médico eran bastante limitados, dado que no se permitía efectuar disecciones de cadáveres humanos ni experimentación, si no que todo se centraba en la observación. Tuvieron que pasar muchos siglos para que pudiera desarrollarse ciencia experimental. En torno al año 700 a. C. se fundó en Cnido (Asia Menor, hoy en Turquía) la primera escuela médica, que rechazaba la medicina sustentada en connotaciones mitológicas y que basaba los diagnósticos en las observaciones realizadas junto al enfermo, en definitiva, en la realización de una historia clínica. Esta contribución revolucionó la medicina hasta el punto de que no ha cambiado sustancialmente, a pesar del tiempo transcurrido. Habitualmente el aprendizaje de los médicos griegos de esta época era de tipo artesanal: el médico pertenecía al grupo de los artesanos y la enseñanza se realizaba por transmisión oral, habitualmente de padres a hijos.

La primera medicina científica (la llamada medicina hipocrática) estaría vigente durante aproximadamente trescientos años y su principal hazaña consistió en sustituir la explicación de la salud y la enfermedad con elementos mágicos y sobrenaturales por una teoría circunscrita a la esfera del hombre y la naturaleza. Es sabido que Hipócrates (460 a.C.) dio origen a la medicina como saber técnico y científico (4). La idea de salud es concebida como un equilibrio entre el hombre y la naturaleza y la despojaba de su contenido mágico o mítico. Escribe lo siguiente con respecto a la epilepsia, llamada "la enfermedad sagrada" porque comúnmente se pensaba que había sido enviada por los dioses:

"Por lo tanto, es con respecto a la llamada la enfermedad sagrada: parece ser ahora más divina ni más sagrada que otras enfermedades, pero tiene una causa natural que se origina como otras afecciones. Los hombres consideran que su naturaleza y causa son divinas por ignorancia y asombro, porque no se parece en nada a otras enfermedades. Y esta noción de su divinidad se mantiene por su incapacidad para comprenderla, y la simplicidad del modo en que se cura, ya que los hombres se liberan de ella mediante purificaciones y encantamientos ...

Y la enfermedad llamada sagrada surge de causas como las otras, es decir, aquellas cosas que entran y salen del cuerpo, como el frío, el sol y los vientos, que nunca cambian y nunca descansan. Y estas cosas son divinas, de modo que no hay necesidad de hacer una distinción y mantener esta enfermedad como más divina que las otras, pero todas son divinas y todas son humanas."(5)

Como vemos, hay todavía en el texto conceptos divinos, pero rompe con la tradición de pensamiento mítico, donde la enfermedad era un castigo de los Dioses; y al hacerlo, dio un paso hacia un enfoque científico. Hipócrates concebía a la salud como una mezcla perfecta de los cuatro humores (eyctasía), reflejo de la completa armonía de la naturaleza humana. Su concepto de salud conlleva fortaleza, justicia, equilibrio y belleza, la enfermedad era la consecuencia del desequilibrio de estos humores (dyscrasía); por este motivo los tratamientos debían ir encaminados a restablecer el equilibrio humoral. Hipócrates otorgó gran importancia a la dieta como elemento esencial para retornar a la armonía humoral, por lo que es considerado el precursor de la dietética. Para ello clasificaba los alimentos según sus cualidades en cuatro grados sobre dos ejes principales: caliente-frío y seco-húmedo. Pensaba que el calor de la digestión transformaba a los alimentos en linfa, que a su vez se convertían en humores; por eso consideraba que era fundamental seguir una dieta adecuada para evitar las enfermedades.

Entre la civilización griega clásica y la romana hubo una etapa histórica de enorme esplendor cultural denominada helenística o alejandrina, cuyos límites cronológicos se pueden fijar por dos hechos políticos de enorme interés: la muerte de Alejandro Magno (323 a. C.) y el suicidio de Cleopatra VII de Egipto y Marco Antonio, después de ser vencidos en la batalla de Accio (30 a. C.). En la llamada escuela de Alejandría de medicina, el médico dejó de ser un filósofo especulativo y se convirtió en un médico-científico que tenía formación anatómica y fisiológica. Esta escuela alcanzó su mayor esplendor en el siglo III a. C. Poco a poco, y como consecuencia de las conquistas romanas, la cultura alejandrina comenzó a apagarse y los científicos tuvieron que buscar nuevos horizontes, y creyeron encontrarlos en Roma.

En el siglo I a. C. surgió una corriente migratoria que propició la aparición de una colonia de médicos a orillas del Tíber. El más importante de todos los médicos romanos fue, sin duda, Galeno, hasta el punto de que actualmente su nombre es sinónimo de médico. Escribió numerosas obras, que comprenden más de cuatrocientos volúmenes, las cuales constituyen la cumbre de la medicina antigua y el legado más importante de esta. En cuanto al tratamiento, además de los fármacos, recomendaba la higiene, la gimnasia, los ejercicios respiratorios y la dieta. A diferencia de Hipócrates, creía que los fármacos eran parte importante del tratamiento, por ello recomendaba el empleo de vegetales, minerales y sustancias de origen animal.

La edad media
La edad media fue una época de grandes contrastes. En Europa occidental, hubo un retroceso en el ámbito científico, porque predomina el cristianismo y el culto a Dios. De Él proviene todo, lo bueno, lo malo, la salud, la enfermedad. No se permite inspeccionar cuerpos y se prohíbe la medicina. En cambio, el Imperio Bizantino, pese a ser un gran bastión del cristianismo, asimiló todo el saber greco-latino, como así también el conocimiento árabe. En la medicina bizantina se entremezclaron los adelantos técnicos, procedentes de la medicina grecolatina, con la superstición popular, mediada fundamentalmente por la religión ya que la sociedad era profundamente cristiana. El mundo islámico surgió paralelamente a la cultura bizantina. Mientras la Europa cristiana se encontraba sumida en las tinieblas de la ignorancia, la medicina árabe disfrutaba de una etapa de esplendor científico (1). Avicena (980-1037), apodado el príncipe de los médicos, fue uno de sus principales exponentes y escribió su primera obra a la edad de 20 años, una enciclopedia médica compuesta por 20 volúmenes en la que se aborda, de forma ejemplar, la medicina general, los medicamentos, la patología de la cabeza a los pies, la cirugía, la ciencia de la fiebre y la farmacología. Averroes, que nació en Córdoba, y que vivió entre 1126 y 1198, fue otro médico destacado. Destacó especialmente por su doctrina filosófica, la cual era un peligro para la ortodoxia católica, ya que negaba la inmortalidad del alma. Fue tenido por el hombre más sabio de la península ibérica de su tiempo. Otro de los grandes fue Maimónides. La obra médica más célebre de Maimónides (1135-1204), más conocido como filósofo que como médico fue Fusul Musa

(Aforismos de Moisés), una colección de 1.500 refranes extractados de los escritos de Galeno. Habitualmente, los historiadores tienden a considerar que la Edad Media se extiende desde la caída del Imperio romano en el 476 hasta mediados del siglo XV, cuando Constantinopla es conquistada en 1453 por los turcos. A pesar de que abarca un largo período de tiempo, la medicina progresó lentamente y las enfermedades se propagaron con enorme rapidez, ya que el ser humano tan sólo podía confiar en su sistema inmunológico (en algunas cosas no cambiamos tanto) para defenderse de los microorganismos. Por otra parte, la falta de organización sanitaria en las ciudades y el hacinamiento de los hogares propiciaron que las enfermedades infecciosas se extendieran de unas localidades a otras. Ante el panorama desolador dejado por el hambre y las enfermedades, la única institución capaz de salvaguardar la cultura era la religión, por lo que proliferó en toda Europa la construcción de monasterios. De esta forma se inicia la medicina monástica, una de las prácticas más importantes de la medicina durante la Edad Media. El progreso más importante de la medicina medieval fue, sin lugar a duda, la construcción de hospitales, en realidad verdaderos hospicios, lugares destinados a amparar a peregrinos y pobres, estuviesen enfermos o no, y a darles además hospitalidad. Fue precisamente de esta última característica de donde derivó la palabra hospital, si bien no fue hasta el siglo XIII cuando se produjo la transformación del hospicio en hospital. Los hospitales se construyeron dentro de las ciudades, junto a catedrales o iglesias y recibieron el nombre de Hôtel de Dieu ('casa de Dios'). Las primeras universidades aparecieron en el siglo XI y XII, y fueron las de Bolonia (1088), París (1110), Oxford (1167) y Montpellier (1181). En todas ellas la medicina estuvo inicialmente en manos del clero. En Bolonia se produjo un avance de enorme importancia en la medicina: por vez primera se realizó una autopsia. Uno de los anatomistas de Bolonia, Mondino de Luzzi (1270-1326), escribió en 1316 Anathomia que, basado en las disecciones que realizó, se convertiría en el libro de texto por antonomasia durante casi tres siglos. Supuso dicha obra una verdadera innovación y debe ser considerada como un manual de disecciones anatómicas que mostraba a los estudiantes de medicina el interior del cuerpo humano (Figura 3). La Edad Media, desde la óptica de la medicina, no fue únicamente un período de tinieblas y oscurantismo, durante esta época los médicos redescubrieron la medicina griega, inventaron nuevos métodos diagnósticos, adquirieron los conocimientos de la medicina musulmana y desarrollaron la enseñanza universitaria. De esta forma, dejaron allanado el advenimiento de la ciencia médica moderna.

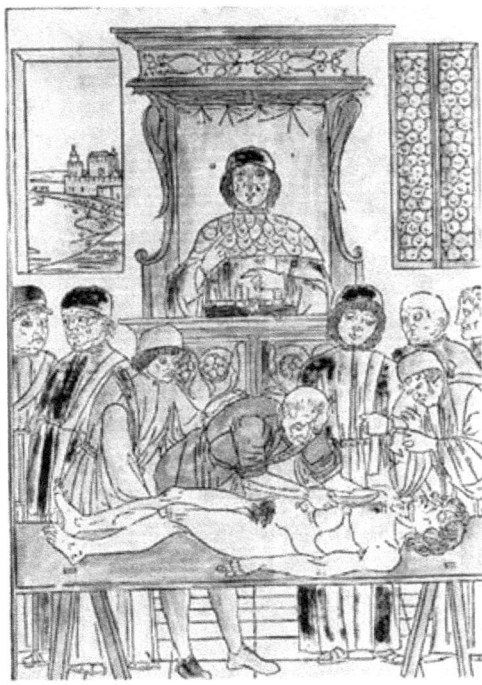

Figura 3 – Clase de anatomía en la facultad de Venecia en 1493

Medicina moderna

A grandes rasgos, se puede decir que la crisis del siglo XIV, que supuso el fin del feudalismo y el comienzo del mundo burgués, fue una verdadera revolución de ideas y una nueva forma de entender la sociedad, la naturaleza y el hombre. El Renacimiento significó un reencuentro con la cultura clásica antigua (1). Este período se inició a finales del siglo XIV y comienzos del siglo XV en algunos estados italianos y se extendió con fuerza por los principales países europeos en la segunda mitad del siglo XV, y por Hispanoamérica en el XVI. En el año 1453 se produjo la caída de Constantinopla, la capital del Imperio Bizantino, en manos del musulmán Imperio Otomano. Los eruditos bizantinos se vieron forzados a migrar masivamente hacia algunos de los estados italianos llevándose con ellos los conocimientos grecolatinos y árabes. De esta forma, se puede afirmar sin miedo a equivocarse que la toma otomana de Constantinopla favoreció la difusión del conocimiento médico en la Europa occidental. Esta propagación del saber científico se vio favorecida asimismo por el perfeccionamiento de la imprenta, el medio gracias al cual dejaba de ser necesario copiar los manuscritos a mano, que así permitía que la transmisión se hiciera mucho más rápida, eficaz y barata, incrementándose el número de ejemplares de cada libro. Poco a poco el trabajo intelectual se convirtió en una labor colectiva, ya que permitió que los eruditos dispusieran de textos idénticos de forma simultánea. El descubrimiento de América, en el año 1492, impactó en la medicina a raíz del intercambio de nuevas enfermedades y productos medicinales entre el Viejo y el Nuevo Mundo. Durante la Edad Media las ilustraciones anatómicas se realizaban de forma muy esquemática, puesto que la intención no era representar de forma fidedigna los órganos de nuestro cuerpo sino facilitar su memorización. Durante el Renacimiento los artistas rindieron culto al cuerpo humano, consideraron que era algo bello y digno de poder ser representado. Grandes artistas nos legaron verdaderas joyas pictóricas con representaciones humanas. Uno de los más destacados fue Leonardo da Vinci (1452-1519), el cual sintió una indudable atracción hacia la anatomía humana, no sólo desde un punto de vista artístico sino también como fuente de conocimiento del cuerpo humano y elemento indispensable para entender los misterios de la vida y la generación de los seres vivos. Leonardo fue el primero que introdujo la práctica de los dibujos anatómicos en el arte y a lo largo de su vida realizó más de setecientos dibujos anatómicos de diferentes partes del cuerpo (corazón, musculatura, huesos, feto dentro del útero materno). Tal era su interés por la anatomía que Leonardo Da Vinci proyectó editar un tratado de anatomía humana, compuesto por 120 capítulos, en colaboración con el médico veronés Marco Antonio della Torre (1478-1511), profesor de medicina de las universidades de Padua y Pavía. Leonardo pretendía que el Dr. della Torre pusiese texto a sus dibujos anatómicos, mas, desgraciadamente, la muerte prematura del veronés truncó el proyecto, que de haberse llevado a cabo habría significado un enorme avance científico. Durante el barroco, que es un concepto estilístico de las artes plásticas que se ha hecho extensivo a la poesía, a la música, a la historia y a la ciencia, se creó un gigantesco escenario sobre el que se terminó con la mayoría de los dogmas medievales y sobre el que se sentaron las bases políticas, sociales e intelectuales del mundo moderno. En esta época, fue la era de la fisiología, la ciencia que se ocupa del estudio de la función de los órganos. Los avances conseguidos en el campo de la física posibilitaron que se progresara en innovaciones diagnósticas médicas y, en este sentido, uno de los inventos más importantes de esta época fue la aparición del microscopio, que permitió a los médicos descubrir un mundo desconocido hasta ese momento.

El siglo XVIII fue una época de numerosos avances científicos y de desarrollo de teorías filosóficas, químicas y físicas que, como más adelante veremos, repercutirían positivamente en los avances de la medicina. Período de grandes cambios, en él la moral y la fe fueron sustituidas por la razón y la ciencia. En el campo médico se produjeron grandes adelantos en el área social, se mejoraron las condiciones higiénicas de las ciudades, surgió el concepto de prevención de enfermedades y las condiciones de vida de las personas empezó a ocupar un lugar destacado en el estudio de las enfermedades. En el siglo XIX la medicina siguió el rumbo que había iniciado en la centuria anterior y se produjeron innovaciones quirúrgicas muy relevantes al conseguir superar las tres barreras que tenían cercenada su evolución: el dolor, la hemorragia y la infección. Además, es en ese siglo cuando surgieron nuevas teorías médicas que dieron lugar a terapias totalmente revolucionarias. En el siglo XX se articula la relación entre investigación e industria farmacéutica y se asienta la estadística como procedimiento principal para dotar a la medicina de base científica. De hecho, hacia finales del siglo se acuña el término de medicina basada en la evidencia: los protocolos estandarizados de actuación, avalados por los estudios científicos, van sustituyendo a las opiniones y experiencias personales de cada facultativo, y consiguen otorgar al cuerpo de conocimientos teóricos médicos una validez global en un mundo cada vez más interconectado.

Medicina actual

Como dije antes, la medicina actual se basa en el método científico, que ha evolucionado desde la Antigua Grecia hasta el hoy, el mundo post-moderno. El método hipotético-deductivo, que fue desarrollado en el siglo XVIII, a partir de René Descartes (6), fue un gran avance. Durante el siglo XX este método se consolidó y fue la base para el avance científico. Junto a este, el desarrollo tecnológico a partir de mediados del siglo XX permitió que la expectativa de vida del hombre haya aumentado sensiblemente, pese a las desigualdades que día a día se observan en el mundo actual.

Hay tres grandes hitos en la medicina que impactaron directamente en la salud pública y el aumento de la expectativa de vida del ser humano: 1. La potabilización del agua, 2. El desarrollo de las vacunas, y 3. El descubrimiento de los antibióticos.

1.   La potabilización del agua fue y es fundamental para evitar que el consumo de agua no segura genere enfermedades por parásitos, bacterias, virus o sustancias que provoquen algún tipo de patología. Esta medida contribuyó a bajar significativamente la mortalidad infantil. Quienes hoy todavía no poseen agua potable, tienen un riesgo elevado de morir a muy corta edad.

2.   El desarrollo de vacunas para enfermedades bacterianas y virales permitió la desaparición de enfermedades como la viruela, la polio, entre muchas otras, y el control de otras enfermedades que diezmaban a la población. Hay voces que se alzan contra este gran avance, formando parte de un movimiento llamado "antivacunas". Como con todos los avances en salud, siempre hay que ver el nivel de seguridad de las vacunas y la composición, para que no genere efectos secundarios e indeseables. Pero no cabe duda de que la vacunación ha permitido salvar millones de vidas a lo largo de la historia.

3.   El descubrimiento de la penicilina y otros antibióticos permitió el tratamiento efectivo de infecciones que no tenían una cura cierta y la sobrevida de muchos pacientes. Lógicamente y como todo fármaco, hay que usarlo con mesura y sin abusar. La automedicación en este y en otros aspectos hay que tratar de evitarla. Mucha gente consume antibióticos sin mayor necesidad y sin prescripción médica, en patologías virales como influenza, resfríos o similares. La aparición de cepas resistentes a antibióticos se da en gran medida debido a la presión de selección evolutiva, que permite seleccionar cepas resistentes a ciertos antibióticos. Esto no significa no utilizarlos en absoluto, porque son herramientas válidas para ciertas infecciones, pero siempre bajo supervisión médica.

El apogeo de la industria farmacéutica llevó al desarrollo de medicamentos sintéticos, buscando que sean más específicos y potentes. Esta industria ha adquirido notable poder económico a nivel mundial y es criticada muchas veces por privilegiar la rentabilidad de las empresas por encima de la salud de la población o por violar las reglas de bioética en aras de probar nuevos medicamentos. No obstante, muchos fármacos son efectivos en el tratamiento de ciertas enfermedades, curando o mejorando la calidad de vida de las personas. Pero también hay que tener en cuenta que muchos fármacos presentan efectos colaterales o secundarios a veces muy graves.

El desarrollo científico también permitió descubrir propiedades benéficas para el ser humano en productos provenientes de alimentos, rescatando un poco la frase de Hipócrates "Que tu alimento sea tu medicina". Esos compuestos se denominan genéricamente "nutracéuticos". Si bien los nutracéuticos pueden enmarcarse en la medicina occidental actual, son más utilizadas por quienes practican las medicinas alternativas y complementarias. El nutracéutico es un acrónimo de nutrición y farmacéutico. Según se conoce, S. Defelice (1989), fundador y presidente de la fundación para la innovación en medicina, definió "cualquier sustancia que pueda ser alimento o parte de un alimento y proporciona beneficios médicos o de salud, incluida la prevención y el tratamiento de enfermedades (7). Dichos productos pueden lograrse desde nutrientes aislados, suplementos dietéticos y dietas hasta alimentos de "diseño" genéticamente modificados, productos herbales y alimentos procesados como cereales, sopas y bebidas. Estos productos que provienen de alimentos que son procesados de manera de preservar las propiedades biológicas de las sustancias beneficiosas, aumentando su disponibilidad. Las principales ventajas que presentan los nutracéuticos por sobre los medicamentos en general es que no presentan efectos secundarios o indeseables, y son más económicos. De acuerdo con estas características, los péptidos provenientes de tejidos naturales pueden ser considerados como nutracéuticos. La legislación de los diferentes países no considera esta categoría, por lo que, generalmente, se consideran suplementos dietarios o alimenticios, sin considerar sus propiedades biológicas. La ventaja que presentan los nutracéuticos sobre los productos farmacéuticos es que poseen propiedades benéficas sobre el organismo, previniendo o tratando enfermedades, y minimizan los efectos secundarios. Lamentablemente, la medicina convencional no parece tomarla completamente en serio, seguramente porque no existen grandes ensayos clínicos que los fundamenten, pero, poco a poco, la gente en general, y muchos médicos, se van acercando a este concepto.

El gran avance de la tecnología permitió nacimiento de la genética la biología molecular, y las aplicaciones de la física en diferentes áreas de la medicina: el empleo de radioisótopos, la electroforesis, la cromatografía, la espectrofotometría, el uso del láser, el microscopio electrónico, las técnicas de ultrasonidos en ecografía, la tomografía computada o la resonancia magnética. El manejo de las células troncales y las células troncales reprogramables abren un futuro muy promisorio en tratamiento de muchas enfermedades crónicas, aunque, hoy en día, se encuentran en etapa de experimentación y, salvo el trasplante de médula, todavía no se utilizan a nivel clínico.

En los últimos años, la prolongación de la vida humana ha hecho que personas añosas quieran tener una vida plena. Por esto, se ha dejado atrás el viejo concepto de salud, como "ausencia de enfermedad". El concepto actual de salud, según la Organización Mundial de la Salud es "es un estado de completo bienestar físico, mental y social, y no solamente la ausencia de afecciones o enfermedades" (8). Pero, no todo es color de rosa. Al mismo tiempo el ritmo de vida actual en las ciudades lleva a actitudes que son negativas para la salud. El sedentarismo, el tabaquismo, la contaminación, el estrés, entre otras cosas, hacen que se produzcan estados de inflamación crónica que favorecen patologías como la diabetes, la hipertensión, la hiperlipidemia, el cáncer, las enfermedades autoinmunes, entre otras, y perjudican la calidad de vida de las personas y hasta pongan en riesgo la vida misma. En estos casos, la medicina convencional ofrece dos elementos. El primero, intentar prevenir estas enfermedades a través de la promoción de salud, que aconseja a la gente llevar hábitos saludables, como buena alimentación y actividad física, reduciendo el consumo de sal y azúcar refinado, entre otras cosas. El segundo ya es terapéutico y consiste en un arsenal de drogas que pretende mejorar el estado de salud de quienes ya poseen una enfermedad. Estas drogas son a veces efectivas, pero suelen tener efectos secundarios. La falta de respuesta, en algunos casos, y la aparición de estos efectos indeseables ha llevado a resurgir de conocimientos tradicionales que, muchas veces, no tienen un fundamento científico, pero sí empírico. Muchas veces, estos conocimientos ofrecen productos o prácticas que tienden a prevenir algunas de estas patologías o tratar, en el caso que ya estuvieran diagnosticadas. Estas técnicas han sido denominadas medicina alternativa o complementaria. En el próximo capítulo nos encargaremos de describir en qué consisten estas terapias y su contraste con la llamada medicina convencional actual.

Capítulo 2. Medicina convencional y medicina alternativa y complementaria

Como dijimos en el capítulo anterior, actualmente la gente pretende llevar una vida plena hasta edades avanzadas. En este aspecto, la medicina convencional ofrece recomendaciones que son muy valorables, como hacer ejercicio, alimentarse adecuadamente, no fumar y llevar una vida saludable. Pero el arsenal farmacéutico está más orientado a la terapéutica que a la prevención. Al mismo tiempo, hay enfermedades que todavía hoy no encuentran una terapéutica adecuada o los productos que se disponen tienen efectos secundarios o son extremadamente caros. Al no tener la gente una respuesta adecuada, mucha gente se ha volcado a ciertas terapias tradicionales o nuevos productos naturales que no tienen todavía un aval científico probado. Algunos le adjudican un efecto placebo, pero lo cierto es que cada vez más los pacientes se orientan a médicos o terapeutas que practiquen o prescriban estas terapias o productos. Según la Organización Mundial de la Salud, los términos "medicina complementaria" y "medicina alternativa", son utilizados indistintamente junto con "medicina tradicional" en algunos países, y hacen referencia a un conjunto amplio de prácticas de atención de salud que no forman parte de la propia tradición del país y no están integradas en el sistema sanitario principal.

El Centro Nacional de Medicina Alternativa y Complementaria (NCCAM, por sus siglas en inglés) dependiente del Instituto Nacional de Salud (NIH) de los estados unidos define la medicina complementaria y alternativa como un conjunto de sistemas, prácticas y productos que, en general, no se consideran parte de la medicina convencional (9). La medicina convencional (también denominada medicina occidental o alopática) es la medicina según la practican quienes poseen títulos de doctor en medicina y los profesionales sanitarios asociados, como fisioterapeutas, psicólogos y enfermeras tituladas. Los límites que separan la medicina complementaria y alternativa de la medicina convencional no son absolutos y, con el tiempo, ciertas prácticas de medicina complementaria y alternativa pueden pasar a ser de aceptación general. En Estados Unidos, aproximadamente el 38 % de la población utiliza medicina complementaria y alternativa.

Las prácticas médicas alternativas y complementarias en el cuidado de la salud (MAC) no están corrientemente incluidas como parte integrante de la medicina convencional. La lista de las prácticas consideradas MAC cambia continuamente tanto como que prácticas MAC que demuestran ser seguras y efectivas son aceptadas dentro del arsenal médico convencional. Hoy, las prácticas MAC pueden ser agrupadas dentro de 5 ramas mayores: (1) sistemas médicos alternativos, (2) intervenciones cuerpo-mente, (3) terapias biológicas, (4) métodos manipulativos y basados en el cuerpo, y (5) terapias energéticas (9, 10). Los tratamientos y sistemas individuales comprenden estas categorías son muy numerosos para listar en este documento. En consecuencia, unos pocos ejemplos serán mencionados en cada punto.

1. Sistemas medicos alternativos

Sistemas médicos alternativos involucran sistemas completos de teoría y práctica que han evolucionado independientemente, y a menudo, antes del desarrollo de la medicina convencional actual. Muchos de los sistemas tradicionales de medicina que son practicados por culturas individuales en todo el mundo, incluyendo un gran número de desarrollos asiáticos.

La medicina tradicional oriental enfatiza el balance o los disturbios del chi o energía vital, en la salud o la enfermedad, respectivamente. La medicina tradicional oriental consiste en un grupo de técnicas y métodos que incluyen acupuntura, medicina herbal, masaje oriental y qi gong (una forma de terapia energética). La acupuntura involucra la estimulación de puntos anatómicos específicos en el cuerpo para propósitos terapéuticos, usualmente punzando la piel con una aguja.

Ayurveda es un sistema tradicional indio de medicina. La medicina ayurvédica (quiere decir "ciencia de la vida") es un sistema comprehensivo de medicina que da igual énfasis sobre el cuerpo, la mente y el espíritu, y trata de restaurar la innata armonía del individuo. Algunos de los tratamientos ayurvédicos primarios incluyen dieta, ejercicio, meditación, hierbas, masajes, exposición al sol y respiración controlada.

Otros sistemas médicos tradicionales han sido desarrollados por culturas de Medio Oriente, tibetanas, africanas y americanas.

La homeopatía y naturopatía son también ejemplos de sistemas completos alternativos. La homeopatía es un sistema occidental no convencional, basado en el principio "lo similar cura lo similar", i.e. que la misma sustancia que en altas dosis produce los síntomas de una enfermedad, en dosis muy pequeñas la cura. Los médicos homeópatas consideran que los remedios más diluidos aumentan su potencia. Sin embargo, los homeópatas usan pequeñas dosis de extractos de plantas y minerales especialmente preparados para estimular los mecanismos de defensa y curación del cuerpo para tratar enfermedades.

La naturopatía ve la enfermedad como una manifestación de alteraciones en el proceso por el cual el cuerpo naturalmente se cura a sí mismo y enfatiza en la restauración de la salud antes que en el tratamiento de la enfermedad. Los médicos naturópatas emplean una combinación de prácticas curativas, que incluyen dieta, homeopatía, acupuntura, medicina herbal, hidroterapia (que usa agua en un rango de temperaturas y métodos de aplicación), manipulación vertebral y de los tejidos blandos, terapias físicas que involucran corrientes eléctricas, ultrasonido y terapia lumínica, etc.

2.Intervenciones cuerpo-mente

Las intervenciones cuerpo mente emplean una variedad de técnicas diseñadas para facilitar que la capacidad mental influya las funciones del cuerpo y los síntomas. Solo un pequeño grupo de intervenciones cuerpo-mente son consideradas MAC.

Muchas están bien documentadas y tiene una base teórica, por ejemplo, los conceptos de educación del paciente y el comportamiento cognitivo son ahora consideradas dentro de las prácticas convencionales. Por otro lado, ciertos usos de la hipnosis, la danza, la música, el arte, la oración y la curación mental están categorizados como complementarios y alternativos.

3.Terapias biológicas
Esta categoría de las MAC incluye prácticas naturales y biológicas; intervenciones y productos, muchos de los cuales se superponen con el uso de suplementos dietarios por la medicina convencional. Están incluidos hierbas, dietas especiales, terapias ortomoleculares y biológicas individuales.
Las terapias herbales emplean hierbas individualmente o combinadas como terapéutica. Una hierba es una planta o parte de una planta que produce y contiene sustancias químicas que actúan sobre el organismo. Las terapias ortomoleculares tienen por objeto tratar la enfermedad con variadas concentraciones de químicos, como magnesio, melatonina y megadosis de vitaminas. Las terapias biológicas incluyen, por ejemplo, el uso de cartílago de tiburón para tratar cáncer y polen de abeja para tratar enfermedades autoinmunes e inflamatorias.

4.Métodos manipulativos y basados en el cuerpo
Esta categoría incluye métodos basados en manipulaciones o movimientos del cuerpo. Por ejemplo, los quiroprácticos focalizan en la relación entre la estructura (fundamentalmente la columna vertebral) y la función, y cómo esta relación afecta la preservación y la restauración de la salud, usando terapias manipulativas como un tratamiento integral. Los osteópatas, quienes ponen particular énfasis en el sistema músculo esquelético, creen que todos los sistemas del cuerpo trabajan juntos y que los disturbios en un sistema pueden tener un impacto en cualquier función del cuerpo, practican manipulaciones osteopáticas. Los masajistas manipulan los tejidos blandos del cuerpo para normalizarlos.

5.Terapias energéticas

Las terapias energéticas focalizan, tanto sobre los campos energéticos originados dentro del cuerpo (biocampos), como los provenientes de otras fuentes (campos electromagnéticos).

Terapias de biocampos intentan afectar los campos eléctricos, cuya existencia no está experimentalmente probada, que rodean y penetran el cuerpo humano. Algunas formas de terapias energéticas manipulan biocampos aplicando presión y/o manipulando el cuerpo por colocación de manos en, o a través, de esos campos. Los ejemplos incluyen Qi Gong, Reiki y Toque Terapéutico. Qi Gong es un componente de la medicina tradicional oriental que combina movimiento, meditación y regulación de la respiración para aumentar el flujo de energía vital (qi) en el cuerpo, para optimizar la circulación sanguínea, y mejorar la función inmune. En el Reiki, el mundo japonés representando la Energía Universal de la Vida, está basado en la creencia que, canalizando la energía espiritual a través del practicante, el espíritu se cura y él cura el cuerpo físico. El Toque Terapéutico deriva de la vieja técnica de "imposición de manos" y está basada en la premisa que es la fuerza de curación del terapeuta que afecta la recuperación del paciente y que la cura es promovida cuando las energías del cuerpo están balanceadas. Pasando sus manos sobre el paciente, estos curadores identifican los desbalances energéticos.

Las terapias bioelectromagnéticas involucran un uso no convencional de los campos electromagnéticos, como los campos magnéticos, o campos con corrientes alternas o continuas para, por ejemplo, tratar asma o cáncer, o controlar el dolor.

Lisadoterapia con biopéptidos naturales como práctica convencional, alternativa o complementaria.

A la luz de la investigación existente, no hay duda de que los biopéptidos naturales tienen fundamentos e investigaciones científicas más que suficientes para que se considere como una práctica de la medicina convencional. Pese a eso, hay varios aspectos que hacen que los médicos tiendan a no considerar estos productos como parte de su arsenal terapéutico. En primer lugar, al provenir de productos alimentos, no sean considerados más que simples suplementos alimenticios, que solo brindan aminoácidos para mejorar la nutrición de las personas. El desarrollo de medicina de patente, que es impuesta a través de grandes ensayos clínicos y gran inversión publicitaria, también es un obstáculo para que la medicina convencional acepte los lisados como una terapéutica probada, ya que, en general, los investigadores carecen de los fondos necesarios para llevar a cabo estudios prolongados y en gran cantidad de personas.

Por eso, muchas veces los consideran como terapias alternativas. Según la clasificación de la NCCAM, podemos considerar a la Lisadoterapia dentro de las Terapias Biológicas. En el próximo capítulo abordaremos aspectos históricos de la Lisadoterapia: como desde la antigüedad se utilizaron extractos de órganos animales hasta que el Dr. Carlos Villar concibió el primer hidrolizado de proteínas con fines terapéuticos y las primeras investigaciones que le dieron soporte científico (10).

Capítulo 3. : Lisadoterapia: aspectos históricos

Antecedentes históricos

La lisadoterapia se basa en el uso de hidrolizados de proteínas en su mayoría animal y algunos vegetales. En general, hasta el siglo XX y la aparición de la industria farmacéutica y los fármacos de síntesis, la mayoría de los medicamentos provenían de vegetales, minerales y animales. Siempre predominaron los vegetales, aunque desde la antigüedad también se utilizaron derivados de animales, sea por cuestiones empíricas o por la concepción mística (11).

Los sumerios, dentro de su concepción mágica de la medicina, utilizaban la carne, grasa, sangre y visceras especialmente el hígado. Se podían utilizar animales de granja o domésticos, pero le daban mayor valor a los de animales salvajes. Los historiadores han propuesto varias explicaciones. La posibilidad de transmitir cualidades de un animal; las propiedades místicas atribuidas a las secreciones del cuerpo; el efecto repelente de algunos productos sobre los espíritus del mal, entre otros (11).

Los griegos no eran muy afectos a utilizar medicamentos, porque, de acuerdo con Hipócrates, recurrían más a dietas y hábitos higiénicos y consideraban que el médico era un intermediario en la curación del paciente. Pese a eso, utilizaron algunos productos provenientes de animales, como la bilis de buey.

Durante el helenismo alejandrino y romano se utilizaron el erizo marino y el de tierra, el hipocampo marino, los mejillones, las almejas, el caracol terrestre, el escorpión, los cangrejos, la liebre, entre otros, así como de partes de animales como el testículo de castor, el testículo de hipopótamo, hígado de cabra, hígado de asno, pezuña de las cabras, cuerno de ciervo. etc.

Como sabemos, durante la edad media los conocimientos médicos de la antigua Grecia fueron desdeñados. Durante el renacimiento se rescatan los conocimientos antiguos y se empiezan a editar las obras clásicas de Dioscórides y de Galeno, los grandes médicos de la Antigua Roma (11).

El Barroco trajo consigo la inyección endovenosa y el ensayo de las primeras transfusiones sanguíneas, en general, de animales. La transfusión de sangre humana sería mucho más tardía. Otros experimentos basados en el concepto de secreción interna se llevaron a cabo a lo largo del siglo XIX. Por ejemplo, los que relacionaban las secreciones testiculares con los caracteres sexuales secundarios, aunque esto tuviera que ver más con las hormonas esteroideas que con derivados proteicos. Los efectos de la castración en animales y en el hombre eran conocidos desde la Antigüedad. La ganadería se aprovechó de este hecho para aumentar el rendimiento de determinados animales de granja como los pollos, los bueyes. etc. En el siglo XVIII, John Hunter (1728-93) observó que los caracteres sexuales secundarios de los gallos castrados podían mantenerse con un implante de testículos en otro lugar. En 1849 Arnold Benhold (1803-61) de Gottingen. confirmó los hallazgos de Hunter y concluyó que los testículos controlaban los caracteres sexuales a través de la sangre. Así, Brown-Séquard inició una etapa de ilusión dirigida al mantenimiento de una juventud indefinida. aunque no hizo falta mucho tiempo para darse cuenta de que era una quimera. Las sustancias que el testículo vertía a la sangre fueron denominadas por Bayliss y Starling en 1902 con el nombre de "hormonas". Hacia 1911, Pezard consiguió el crecimiento de la cresta de los capones con la inyección de una solución salina testicular. Se utilizaron después extractos testiculares de toro y, en 1931 Butenandt aisló 25 miligramos de androsterona partiendo de 15.000 litros de orina. Fue ya en el año 1935 cuando laqueer, Auzicka y el propio Butenandt sintetizaron andrógenos partiendo del colesterol y tomando como base los trabajos de constitución y síntesis de los esteroides en general.

Como señala Peset Cervera (12), los franceses A. Gilbert y P. Carnot proporcionaron las reglas adecuadas para la preparación de extractos orgánicos. En lo que respecta a los animales, preferían los de gran talla, excepto el caballo. Recomendaban el carnero para recoger el cuerpo de la tiroides, o bien el buey, y en último término el cerdo. Eran aprovechables los ovarios de las ovejas y las cápsulas suprarrenales del becerro o carnero. Para el hígado se aconsejaba el del cerdo. La preparación consistía en acrecentar las glándulas todo lo posible hasta conseguir una hipertrofia. Debía vigilarse que el animal estuviera cargado de principios activos en el momento del sacrificio. La dificultad de conservar los extractos animales era un problema; la mejor solución era esterilizarlos por el calor. La preparación de extractos comprendía varios procedimientos. En fresco, secos y elaborados por distintos procedimientos como la solubilización en agua, alcohol, éter, glicerina, etc. La administración variaba también; se podía injertar una porción de tejido (tiroideo, por ejemplo) en el peritoneo o bajo la piel del vientre; la inyección hipodérmica; finalmente, y quizás la más recomendada, la vía digestiva (13).

Lisadoterapia
A fines del siglo XIX, el Dr. Carlos Villar empezó a experimentar con un hidrolizado de músculo estriado de buey. El fin inicial del Dr. Villar era suplementar la alimentación para fortalecer el organismo, fundamentalmente en pacientes tuberculosos que, en ese momento, no tenían tratamiento efectivo. El Dr. Villar hablaba de la "alimentación de terreno" para enfrentar las disfunciones orgánicas. Ya en el año 1897, Villar se había propuesto detectar y elaborar un agente terapéutico que, a nivel celular, fuese un alimento de terreno que reforzara las defensas orgánicas y llegara a la eliminación de los agentes patógenos (10). Hay algunos conceptos importantes que propugnaba Villar, que transcribo a continuación:
"Debe estimularse esa creación reparadora de la célula que nace para reponer a la que muere, deteniendo la excesiva destrucción de estas y devolviendo al organismo su imperio, para que luche

y triunfe sobre los agentes de aniquilación"
"Los dos términos de este problema son mi agente terapéutico y
el organismo. El primero incita, estimula, aporta elementos que
faltan y que se destruyen por el proceso y la lucha; el segundo
asimila, reaccionando contra la destrucción orgánica, elimina y
crea nuevos elementos de vida con sus resortes propios,
recupera su imperio, en una palabra, y lucha con todas las
ventajas de los organismos equilibrados que se mantienen sanos
a pesar de absorber diariamente los agentes patógenos más
variados".

Estas ideas motivaron a Villar a utilizar para estos fines
hidrolizado enzimático de músculo estriado de buey, en lo que
se llamó inicialmente "Suero Villar". La eficacia en el
tratamiento de pacientes tuberculosos de este "suero" animó al
Dr. Villar y a sus hijos, producir otros productos similares,
provenientes de otros tejidos. Así surgió lo que luego se llamó
"lisadoterapia". Las investigaciones recientes, han determinado
que estos "sueros" o "lisados" contienen péptidos de bajo peso
molecular con actividad biológica, también llamados
biopéptidos.
Esto fue el comienzo de la lisadoterapia como tal. Poco a poco,
fueron desarrollando lisados de otros órganos, con el objetivo de
tratar diferentes patologías. Tras la muerte del Dr. Carlos Villar,
su hijo Alfredo retomara sus trabajos y comenzar a elaborar de
manera industrial los lisados.
En la década de 1940, paralelamente con el trabajo de Alfredo
Villar, la Dra. Stern, directora del Instituto de Investigaciones
Fisiológicas de Moscú, y el Dr. Kazakov, en el Instituto
Científico Experimental del Metabolismo y Perturbaciones
Endocrinas de Moscú, realizaban investigaciones sobre la
influencia de los lisados de órganos en la terapia de
enfermedades (10).
Sin embargo, las primeras publicaciones científicas sobre
hidrolizados de proteínas datan de esa misma época, pero no
son de esos autores. El primero registrado corresponde a un
trabajo de Viswanathan, en la India, sobre el uso de hidrolizado

de proteína en el tratamiento de hepatitis infecciosa (14) (Figura 1). El hidrolizado provenía de carne de cerdo hidrolizada con papaína, según un método desarrollado por el Profesor Krishnan en el Instituto de Higiene de Calcuta (15). Se estudiaron 55 casos, 27 con hidrolizado y el resto como controles. Las conclusiones de esta investigación fueron los siguientes:

1. Los hidrolizados de proteínas tienen definitivamente un lugar en el tratamiento de casos de hepatitis infecciosa con síntomas tóxicos.
2. Los vómitos desaparecen y el apetito es restaurado muy rápidamente.
3. El hígado vuelve a la normalidad en un corto período
4. El grado de ictericia no se ve afectado de manera apreciable en la mayoría de los casos, aunque en los primeros casos se obtuvieron resultados sorprendentes.
5. La velocidad de sedimentación globular se reduce a la normalidad en un tiempo más corto.
6. Se dan mejores resultados en aquellos tratados temprano.

reported were recorded in a table which has been omitted from this article to save space.—EDITOR.]

PROTEIN HYDROLYSATE IN INFECTIVE HEPATITIS

By R. VISWANATHAN, B.A., M.D., M.R.C.P. (Lond.), T.D.D. (Wales)
LIEUTENANT-COLONEL, I.M.S./I.A.M.C.

THAT hydrolysed proteins could be safely given intravenously to protein-starved animals was first shown by Henrique and Andersen (1913). Elman and Lischer (1943) administered large amounts of amino-acids and peptides intravenously to men without any ill effects. They were able thus to maintain nitrogen equilibrium in patients who could not take food by mouth. Bassett et al. (1944) report a study of a patient with gastro-jejuno-colic fistula, who was given solutions of amino-acids intravenously and subcutaneously, without clinical disturbance and with satisfactory maintenance of nitrogen equilibrium. Krishnan and others (1944) stimulated by the famine conditions in Bengal in 1943 prepared hydrolysed proteins for parenteral administration in starvation cases.

The method of preparation was explained and shown to me by Professor Krishnan at the Institute of Hygiene, Calcutta. The enzyme used for protein hydrolysis is papain which is supposed to contain both proteinase and polypeptidase. Papain acts optimally at pH 5 to 7 and at a temperature of 50°. Papain is produced easily by collecting the latex of the unripe fruits of Carica papaya after scarifying the fruits while still on the tree. By mixing the latex with acetone and drying it repeatedly, an active preparation of papain in powder form can be obtained. Pork which is freed from all fat and bones is minced to a fine consistency. 1/40 by

hydrolysis of protein by papain is not complete, so much so that the final product obtained is a mixture of polypeptide and amino-acids. It contains methionine as well, though not in such quantities as one finds in casein hydrolysate. Analysis of the mixture has shown that it contains also riboflavin, nicotinic acid and thiamin.

Samples of protein hydrolysate were given to me by Professor Krishnan for trial in January 1944, and later further supplies as were necessary.

My experiences with protein hydrolysate are mostly in the treatment of infective hepatitis. It was the studies of Himsworth and Glynn (1944) on the rôle of protein deficiency in the genesis of hepatic disorder, and the experiences of Bassett and others with the use of casein digests in the treatment of carbon tetrachloride poisoning, that stimulated me to try protein hydrolysate in cases of infective hepatitis. Owing to the difficulty in procuring large supplies at any one time, the trials had to be spread over a period of 9 months. Each time a trial was made, however, proper controls were selected, with due consideration to the date of onset, the degree of jaundice and the severity of toxic symptoms.

Fifty-four cases were studied for the purpose of assessing the value of protein hydrolysate; 27 were treated with the protein digest, while the remaining formed controls. Fifteen cases were treated during the middle and later months of 1944, while 12 were treated in a batch during February and March of this year. All the samples that were supplied to us were prepared during the early months of 1944. That might account for the better results obtained last year as compared to the results obtained in the 12 cases treated this year. Being a biological product it might have undergone deterioration by keeping.

Figura 1 – Trabajo publicado en Indian Medical Gazette

Estos resultados con hidrolizado proteico fueron muy interesantes, pero más adelante mostraré, en un capítulo específico, lo importante que puede ser el lisado de hígado en la prevención y el tratamiento de diferentes enfermedades.

Por otro lado, en la revista Annals of New York Academy Science se publicó un trabajo que describe las experiencias clínicas con hidrolizados de proteína por vía oral (16). En 63 pacientes con úlcera péptica (61 hombres y dos mujeres) entre 11 y 58 años con historia de dolores nocturnos (18), melena (5), hematemesis (2) y perforaciones (3). El resultado fue excelente en 47, bueno en 12, y falló en 4. En 3 pacientes con tuberculosis pulmonar avanzada se vio un mejoramiento acelerado en la imagen radiológica.

Malgras y colaboradores publicaron en 1953 un trabajo en Anal de l'Institute Pasteur (Paris) un trabajo donde encontraron factores de crecimiento en un medio con base de hidrolizados de proteínas, lo que comenzó a explicar, de alguna manera, la eficacia de los lisados para estimular la regeneración de tejidos (17). Desde esa época se han seguido publicando trabajos de investigación, como terapia para distrofia muscular, hipertensión arterial, afecciones articulares, afecciones intestinales, entre otros.
Más recientemente, Weiner en Harvard propuso el tratamiento de enfermedades autoinmunes por la administración de proteínas derivadas de órganos blanco provenientes de animales, por la generación de tolerancia inmunológica (18, 19).

Ya en el año 2000, Lipkowski demostró que los hidrolizados de proteínas de órganos blanco de animales eran más eficaces que las proteínas intactas para inducir este efecto (20). En capítulos posteriores hablaremos más en profundidad de las investigaciones más recientes en relación con la lisadoterapia que dan pie a sus dos principales fundamentos terapéuticos: la administración de biopéptidos naturales como regeneradores y estimulantes celulares y la inducción de tolerancia oral para el tratamiento de enfermedades autoinmunes. En el próximo capítulo nos ocuparemos de detallar el modo de obtención de los lisados, su origen proteico y cómo evaluar su calidad.

Capítulo 4. Obtención de los lisados. Estructura y función de las proteínas. Tipos de hidrólisis. Calidad de los lisados.

Proteínas y aminoácidos

En este capítulo nos sumergiremos en el mundo de la química biológica, para tratar de comprender que son las proteínas, los péptidos y los aminoácidos.

Las proteínas, junto con los carbohidratos y lípidos, son sustancias fundamentales de los seres vivos. Las tres son compuestos orgánicos que contienen carbono, hidrógeno y oxígeno, pero las proteínas contienen además nitrógeno, lo que las diferencian de los otros compuestos (21). Se considera que las proteínas son los compuestos nitrogenados más abundantes del cuerpo. Su estructura está compuesta por moléculas pequeñas que son conocidas como aminoácidos (22). Los aminoácidos son considerados "unidades básicas o de repetición" para las proteínas. Son como los "ladrillos" que forman parte estructural de la casa "proteína". La estructura de los aminoácidos consta de un carbono alfa, que está unido a un grupo llamado carboxilo (que es ácido), un grupo amino (que contiene nitrógeno) y una cadena lateral variable (Figura 1). Esta cadena variable es la que permite la existencia de un amplio grupo de aminoácidos. Los aminoácidos que constituyen las proteínas son 20 y hay 9 que son considerados esenciales para el ser humano, porque no los puede elaborar el organismo.

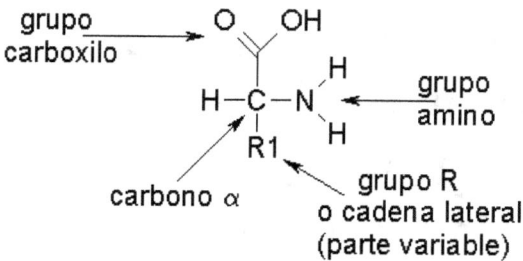

Figura 1 – Estructura molecular de un aminoácido

Pero ¿Cómo se unen los pequeños aminoácidos entre sí para formar moléculas tan grandes como proteínas? Lo hacen a través de una reacción química que se produce entre un grupo carboxilo de un aminoácido y un grupo amino del otro, a través de lo que se conoce como enlace peptídico, con pérdida de una molécula de agua (21) (Figura 2). Los aminoácidos van formando grandes cadenas, lo que se conoce como estructura primaria. Cuando esta cadena se hace muy grande empieza a plegarse como consecuencia de las interacciones de las cadenas laterales, formando la estructura secundaria. Cuando estos pliegues permiten interacciones entre aminoácidos muy alejados se forma la estructura terciaria. Cuando se producen interacciones entre aminoácidos que están en otras cadenas proteicas se forma la estructura cuaternaria. Las complejas estructuras que se obtienen permiten que las proteínas cumplan un sinnúmero de funciones fisiológicas, fundamentales para la vida.

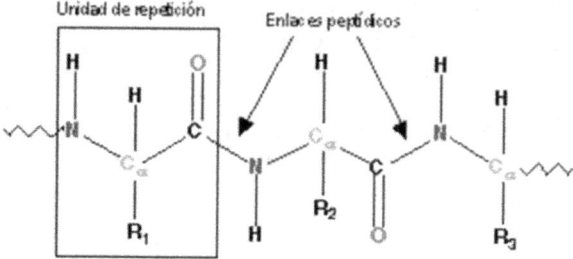

Figura 2 – Enlace péptidico

Pero volvamos a la estructura proteica primaria. Dijimos que los aminoácidos se unen entre sí a través de enlaces peptídicos, que se forman entre el grupo carboxilo de uno con el grupo amino de otro, liberando una molécula de agua (22). La formación de este enlace podría ocurrir espontáneamente, pero demoraría un tiempo muy grande, incompatible con la vida. Para que ocurran con la velocidad necesaria necesita, como casi todas las reacciones biológicas, de la intervención de sustancias que aceleren estas reacciones. Este proceso se llama catálisis y las sustancias que median entre ellas son las enzimas que son, justamente, proteínas. De esta manera, ocurren los millones de reacciones que hacen posible que un organismo pueda llevar adelante un proceso vital. De otro modo sería imposible que este sinnúmero de reacciones ocurriese en un extremadamente corto período de tiempo, de manera que yo, en este momento, pueda estar realizando numerosos procesos biológicos involuntarios (respirar, bombear sangre a todo el organismo, filtrarla en mis riñones, regular mi temperatura, etc) y voluntarios (pensar las frases, tipear las teclas de mi computadora, escuchar música, etc).

Teniendo en cuenta que las proteínas están formadas por cadenas de aminoácidos unidos por enlaces peptídicos, para poder destruir, romper o lisar estas moléculas, para obtener los mencionados "lisados", tengo que destruir estos enlaces. Como dijimos que cuando se forma un enlace peptídico se pierde una molécula de agua, deberíamos agregar una molécula de agua por cada enlace peptídico. Por eso, el proceso de romper un enlace peptídico se conoce como hidrólisis y realizar este proceso es hidrolizar. De ahí el nombre del producto de la destrucción de una proteína como hidrolizado de proteína o, más sencillamente, lisados. La hidrólisis proteica puede ser total, que sería la destrucción total de todos los enlaces peptídicos, con lo que obtendríamos solo aminoácidos libres; o parcial, con lo que obtendríamos aminoácidos libres y fragmentos de menor tamaño. Si esos fragmentos son menores a 100 aminoácidos y pesan menos de 20 KDa, se lo denominan péptidos. Volviendo a la analogía arquitectónica, los aminoácidos son los "ladrillos", las proteínas son las "casas" formadas por esos "ladrillos" y los péptidos son como las "paredes", es decir, fragmentos más pequeños con estructura sencilla. Por su tamaño, los péptidos no poseen estructura terciaria ni cuaternaria.

Los péptidos cumplen también funciones biológicas como hormonas, neurotransmisores, antioxidantes, entre otras. Existe una gran cantidad de biopéptidos, que actúan como mediadores químicos de señalización celular. Este tema será abordado más adelante.

Tipos de hidrólisis
Hay diferentes formas de producir la hidrólisis del enlace peptídico. La hidrólisis química se produce por efecto de un ácido fuerte (por ej. ácido sulfúrico concentrado) o un álcali fuerte (por ej. hidróxido de sodio concentrado). Estos compuestos generan la lisis de los enlaces peptídicos de manera inespecífica y al azar. Otra forma es lo que se conoce por hidrólisis física (por ej. calor intenso), que es lo que pasa cuando cocinamos un trozo de carne. El calor destruye los enlaces peptídicos también al azar. La combinación de ambos métodos se conoce como hidrólisis mixta y es el método que permite obtener aminoácidos libres, pero destruye completamente el triptófano y parte de la serina y treonina. Otro método más específico para lograr hidrólisis de proteínas es el enzimático. Para esto se utilizan enzimas que se denominan genéricamente proteasas o peptidasas. En la analogía arquitectónica, entonces, las proteasas "aceleran" la ruptura de la "casa" en "paredes" (péptidos) y "ladrillos" (aminoácidos). Las proteasas catalizan la ruptura de enlaces de manera más específica, cortando entre determinados aminoácidos, de acuerdo con cual proteasa se trate. Por ejemplo, la pepsina corta específicamente entre uniones de fenilalanina-fenilalanina y fenilalanina-tirosina. En general, la hidrólisis enzimática solo es parcial, pero conserva todos los aminoácidos y permite obtener una mezcla de aminoácidos libre y péptidos. De acuerdo con las condiciones de acción de cada enzima, que varía que proteasa se trate, y al tiempo de proceso, la hidrólisis puede ser más o menos

avanzada. Esto hace que el resultado varíe, lo que puede afectar la calidad del producto obtenido.

Método de obtención
En general, los hidrolizados de proteínas se obtienen a través de hidrólisis enzimática. Básicamente, la hidrólisis enzimática ocurre por varias enzimas originadas de diferentes fuentes como el tracto gastrointestinal, plantas y microorganismos, así como la fermentación microbiana en múltiples vías. Esto ha permitido obtener diferentes fragmentos peptídicos que pueden cumplir diferentes funciones, como veremos más adelante. El tipo de tejido de origen también hace variar los péptidos obtenidos. Se puede utilizar proteína animal o vegetal. Los hidrolizados animales pueden provenir de carne, órganos, leche o proteínas aisladas. Los animales utilizados varían desde res, cerdo, ave, pescado, crustáceos, entre otros. Las proteínas vegetales pueden provenir de cereales, legumbres, oleaginosas, etc. Las proteínas aisladas de cualquier origen también pueden hidrolizarse. Hay una profusa bibliografía relacionada con los biopéptidos naturales provenientes de proteínas (23, 24). El proceso de obtención también depende de las condiciones de temperatura y pH, como así también del tiempo. De la enzima que se use, el tejido de proveniencia y las condiciones mencionadas va a depender el grado de hidrólisis y el producto que se obtenga. El producto final debe constar predominantemente de péptidos de bajo peso molecular (menores de 20 K) y aminoácidos libres. Cualquier método que se utilice debe tener en cuenta esto. Un punto muy importante es que se debe partir de proteína nativa, no desnaturalizada por ningún método químico ni físico, independientemente de su origen (Figura 3). Esto quiere decir que los tejidos de origen deben estar intactos, sin ningún proceso previo, más que la eliminación de la grasa macroscópica. Esto permite obtener menor cantidad de material insoluble y mayor cantidad de péptidos de bajo peso molecular.

Método de obtención de hidrolizados proteicos a partir de proteína intacta

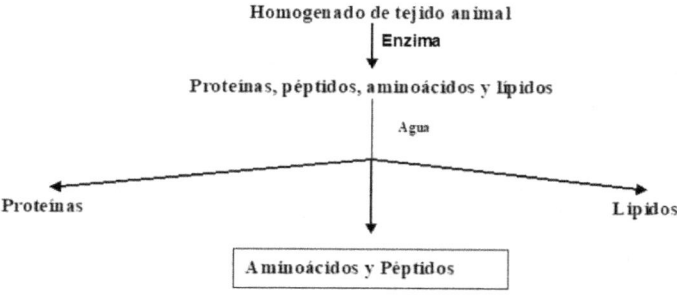

Figura 3 – Método de obtención de hidrolizados proteicos

Resumiendo, el método de obtención de los lisados que se describen en este libro parte de un homogenado de tejido que se somete a hidrólisis enzimática, luego se filtra y se separa el material insoluble (Fernández Milani). Este es el método que utiliza Soluciones Naturales de México S.A. de C.V. (SONAMEX) para su línea de productos Biolisa. Menciono marca y fabricante porque es muy importante como se elaboran para mantener la calidad de los lisados, que es la base para su eficacia terapéutica.

Calidad de los lisados

La calidad es muy importante al momento de elegir un lisado como preventivo y terapéutico. La popularidad y el prestigio que estos productos han tomado como alternativa terapéutica hizo que surjan diferentes marcas, o incluso burdas copias, que no reúnen la calidad necesaria y, en muchos casos, ni siquiera tienen proteínas hidrolizadas, sino que solo tienen excipientes. Estos productos podrían servir, con suerte, como un placebo y no tienen propiedades terapéuticas. Esto contribuye al desprestigio de los lisados y quienes nos dedicamos a estudiar estos productos debemos combatirlo. Lo que hay que tener en cuenta como usuario de los lisados es utilizar un producto de

marca reconocida y verificar que se trate de producto original.
Los lisados Biolisa, como todos los productos elaborados por
SONAMEX, tienen un holograma original que verifica su
procedencia y garantiza la calidad.

En este punto es que hay que aclarar que, por tratarse de
productos obtenidos de material proteico animal o vegetal, tanto
el olor como el color y sabor del producto no indican calidad. Es
más, esto puede variar entre lotes de un mismo producto,
porque se obtiene de tejidos biológicos animales en su mayoría
y varía de animal en animal. Incluso, modificaciones
tecnológicas del proceso pueden alterarlo. Muchas veces la
gente se queja mucho del sabor y constantemente se intenta
mejorarlo sin afectar sus propiedades. Por eso, debo dejar claro
que la calidad de los productos no tiene que ver con sus
caracteres organolépticos (color, olor, sabor) sino con su
concentración de péptidos de bajo peso molecular, aspectos que
vamos a abordar en las próximas líneas. Otro punto importante
es la turbiedad que puede aparecer en el producto. Tampoco
esto afecta la calidad del producto, ya que al tratarse de un
producto orgánico y complejo pueden precipitar algunos
componentes, sin modificar sus propiedades. Lo que sí tenemos
que estar seguros es que esa turbidez no provenga de
contaminación. Por eso se efectúa control microbiológico, tanto
de bacterias aerobias, coliformes y hongos. Un producto
contaminado no debe consumirse, pero no solo la turbidez
puede ser sospechosa de contaminación, sino que debe también
detectarse un olor penetrante y desagradable al abrir el vial.

Yendo específicamente a la evaluación de la calidad del lisado,
lo primero que hay que saber es que debe tener un mínimo de
material nitrogenado, ya que su origen es proteico. Si no posee
material nitrogenado podemos asegurar que no es un
hidrolizado, porque los péptidos y aminoácidos, como ya hemos
visto, tienen en su composición nitrógeno, a diferencia de
carbohidratos y lípidos, que contienen solo carbono, hidrógeno
y oxígeno. Para esto se puede hacer un análisis de nitrógeno

total por el método de Kjeldahl. Esto consiste en una hidrólisis mixta, con ácido sulfúrico concentrado y en ebullición. Esté método lleva a una hidrólisis total, obteniendo solo aminoácidos libres, incluso algunos pueden degradarse hasta amonio. Luego se determina el contenido de nitrógeno total. Para los lisados de proteínas animales se considera que debe tener al menos 4 g / 100 ml de nitrógeno. Por debajo de este valor, consideramos que el lisado no tiene el mínimo de nitrógeno requerido. De todas formas, este es una determinación que nos permite descartar ciertos hidrolizados de muy baja calidad en el mercado, pero no es el único ni es suficiente para decir que el lisado es de buena calidad. Esto se debe a que solo nos dice si hay nitrógeno, pero no nos dice nada del grado de hidrólisis del lisado. Podría tener proteínas (que son de mayor peso molecular) o péptidos que no sean de bajo peso molecular como los requeridos.

Dijimos antes que era muy importante que posea un importante porcentaje de péptidos de bajo peso molecular, por su actividad biológica. Las técnicas más sencillas y económicas son las de electroforesis en geles de poliacrilamida porque permite obtener un perfil de pesos moleculares de péptidos (Fernández Milani). El método consiste en colocar cada muestra de lisados en uno de los extremos del gel y generar una diferencia de potencial eléctrico entre los dos extremos del gel. Esto provoca que las muestras migren en función del tamaño y las propiedades de cada muestra. Los péptidos se distribuyen en bandas a lo largo de todo el gel. Finalmente, el gel se somete a la tinción Coomasie Blue, que tiñe péptidos y proteínas. En la figura 4 se ve un ejemplo, en el cual se observan 12 bandas, cada una correspondiente a 10 muestras y 2 estandar (que contienen péptidos con pesos moleculares conocidos, que nos sirven de referencia para caracterizar las muestras). Las bandas 4 y 10 (de izquierda a derecha) contiene 11 péptidos de peso molecular conocido, desde 3.5 hasta 200 kDa, de acuerdo como se muestra en la imagen. Las muestras 5 y 11 corresponden a hidrolizado de músculo y muestra una distribución de péptidos mayoritariamente de bajo peso molecular, por debajo de los 15 kDa. Las muestras 6 y 12 corresponde a hidrolizado de cerebro también contienen péptidos por debajo de los 15 kDa con una banda marcada cerca de los 20 kDa. Estas muestras exhiben una distribución óptima de péptidos y se elaboraron de acuerdo con los estándares que maneja la empresa Soluciones Naturales de México S.A. de C.V., siguiendo el método previamente descrito, según lo que estableció el Villar. Las muestras 1 y 7 corresponden a muestras de lisados no especificados por su elaborador. Se puede distinguir que hay una concentración importante alrededor de los 14 kDa, pero la distribución de péptidos continúa hasta los 30 kDa. Este tipo de producto se puede considerar relativamente bueno, pero no óptimo para el tratamiento de enfermedades crónicas. Las muestras 2, 3, 8 y 9 corresponden a otros lisados presentes en el mercado. En estas muestras la distribución peptídica es bastante homogénea, pero se concentra aproximadamente en los 50 kDa, llegando hasta los 100 kDa. Esto indica que el grado de hidrólisis es bajo, por lo que no se obtiene una proporción alta de péptidos de bajo peso molecular. Esto hace que los lisados pierdan eficacia en la prevención y el tratamiento de enfermedades.

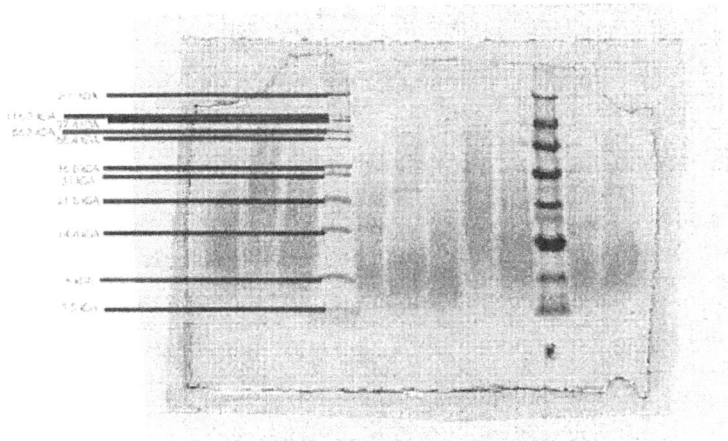

Figura 4 – Cromatografía en gel para determinar péptidos de bajo peso molecular

Los geles pueden digitalizarse con un scanner adecuado y las imágenes se analizan utilizando un programa ad-hoc, que permite obtener perfiles semi-cuantitativos, de donde podemos estimar el peso molecular y la proporción de los péptidos. En la figura 6 vemos un ejemplo de las gráficas que se obtienen. El perfil superior corresponde al estándar, donde los picos indican cada uno de los péptidos que contiene. Las muestras de los lisados músculo y cerebro están indicadas por rango de distribución en porcentaje relativo del total de péptidos presentes. Tanto para cerebro como para músculo, aproximadamente el 85 % de los péptidos se encuentran por debajo de los 30 kDa y alrededor del 60 % está por debajo de los 15 kDa. En la siguiente muestra no especificada el 75 % de los péptidos están por debajo de los 15 kDa pero sólo el 35% se encuentra por debajo de los 15 kDa. De esto inferimos que el producto no fue elaborado de acuerdo con los estándares referidos y que su calidad no es la requerida para utilizar como terapéutico.

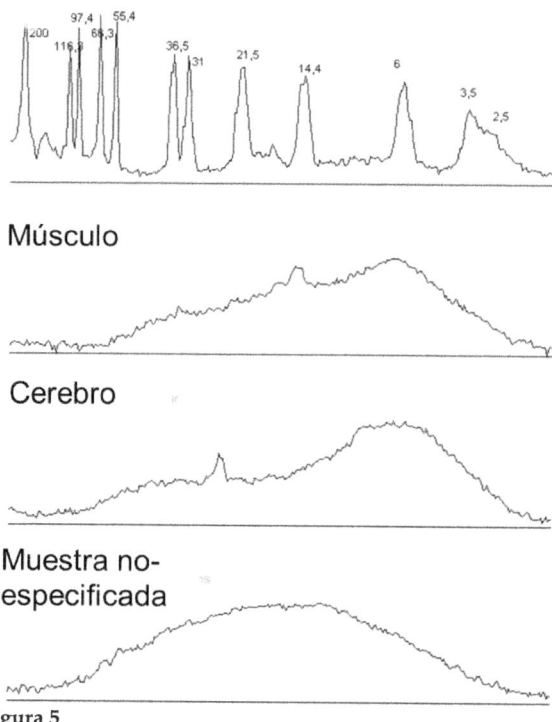

Músculo

Cerebro

Muestra no-especificada

Figura 5

También se pueden realizar electroforesis en gel SDS-PAGE al 18 %, que también es apto para discriminar los pesos moleculares de péptidos. Las muestras analizadas (CM y CP) mostraron que la concentración de péptidos se encuentra por debajo de los 15 kDa (Figura 7).

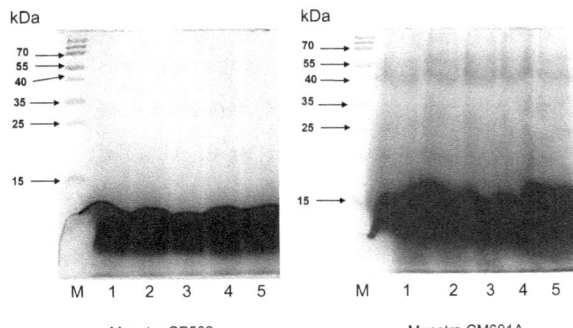

Figura 7 - electroforesis en gel SDS-PAGE

Otro método puede ser cromatografía por exclusión o tamiz molecular. Por este método se colocan las muestras de lisados en pequeñas columnas que contiene un material poroso que permite la separación de fracciones por tamaño molecular, sin interacción química entre la muestra y el material que contiene la columna. Utilizamos la columna Superdex 10/300, que separa entre 10 y 600 kDa, que permite separar péptidos de proteínas. Las muestras de CM y CP que utilizamos (Figura 8) que los picos máximos de ambas muestras tienen un peso molecular de alrededor de 15 kDa, concentrando la mayor cantidad de péptidos por debajo de los 20 kDa.

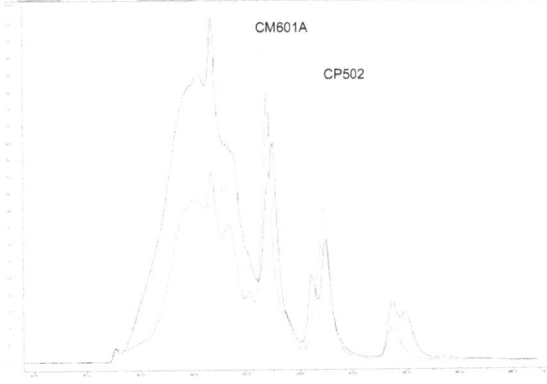

Figura 8 – Cromatografía por exclusión o tamiz molecular

Por supuesto que existen métodos más sofisticados para obtener el perfil peptídico. Entre ellas se puede contar con cromatografía liquida de alta presión (HPLC). La separación cromatográfica en HPLC es el resultado de las interacciones específicas entre las moléculas de la muestra en ambas fases, móvil y estacionaria. La HPLC es capaz de separar macromoléculas y especies iónicas, productos naturales lábiles, materiales poliméricos y una gran variedad de otros grupos polifuncionales de alto peso molecular, entre esos péptidos de bajo peso molecular. Entre estas, parece ser más precisa la llamada cromatografía en fase reversa (RCP).

La Espectrometría de Masas es otro método con gran precisión, especialmente la llamada MALDI-TOF MS, que es una espectrometría mediante Ionización con Láser Asistida por Matriz y acoplada a un analizador de Tiempo de Vuelo. Esto permite el análisis de péptidos y proteínas con gran sensibilidad y una ionización suave con poca o ninguna fragmentación. El análisis mediante MALDITOF MS proporciona datos para la determinación del peso molecular de péptidos y proteínas.

En resumen, existen muchas técnicas que permiten evaluar la calidad de los lisados. Esto es muy importante porque, lamentablemente, aparecen continuamente productos llamados popularmente "piratas" o "clonados" y también marcas de muy dudosa calidad. Por eso es por lo que hay que verificar frente a qué producto estamos. Yo utilizo desde hace 18 años los lisados de marca Biolisa, elaborados por la empresa Soluciones Naturales de México S.A. de C.V (SONAMEX), que ha demostrado tener una calidad probada. Para verificar que los lisados Biolisa son legítimos, las cajas vienen con un holograma de autenticidad, para evitar copias de mala calidad.

En el próximo capítulo de la comunicación celular y porque los biopéptidos naturales presentes en los lisados tienen un rol importante para que las células optimicen su función para prevenir o tratar enfermedades crónico-degenerativas.

Capítulo 5. Comunicación celular. Función de los péptidos como mensajeros celulares. Péptidos bioactivos.

Comunicación celular

Sabemos que la unidad anatómica y funcional de los organismos pluricelulares es la célula (21). Este es el nivel básico de complejidad para los organismos vivos. Por debajo de este nivel solo hay moléculas, elementos, partículas sub-elementales, etc. La vida, por definición, es una cualidad esencial de los animales y las plantas, por la cual evolucionan, se adaptan al medio, se desarrollan y se reproducen (22). Dejando de lado disquisiciones filosóficas, sin célula no podemos concebir un ser viviente. De hecho, los virus, que son entes más pequeños que las células, no se consideran seres vivos porque fuera de una célula no pueden replicarse ni cumplir sus funciones. Necesita de la maquinaria celular para poder reproducirse (22).

Siendo la célula como nivel básico de complejidad para la vida, un segundo nivel de complejidad sería el tisular. Las células se agrupan para formar tejidos que cumplen funciones específicas en el organismo. Los tejidos están constituidos por células diferenciadas y todas las células que constituyen el tejido son similares entre sí. Al mismo tiempo, los tejidos se estructuran para formar órganos, que es un tercer nivel de complejidad de los seres vivos. Un órgano puede estar formado por un solo tipo de tejido o por varios tipos de tejidos. Finalmente, el siguiente nivel de complejidad es el individuo, que está formado por diferentes órganos y tejidos.

Esta complejidad hace ineludible una pregunta. ¿Cómo coordinan todas las células, los tejidos y los órganos su funcionamiento para que el individuo pueda cumplir con todas las funciones vitales? Evidentemente tiene que haber un sistema de comunicación entre todos los constituyentes del organismo. La especialización de las células diferenciadas que primeramente rigen las funciones vitales (neuronas, células endocrinas) como también las células que realizan dichas funciones (células secretoras, musculares, inmunitarias, etc.), hace que todas ellas deban reconocer específicamente ciertas informaciones que les son imprescindibles para elaborar respuestas adaptadas para el bien común del individuo.

Surge aquí naturalmente el concepto de comunicación celular. Como las células deben emitir y recibir información de tejidos muy cercanos (autólogos) como muy alejados (endócrinos), el sistema no puede realizarse de otro modo que enviando señales químicas (mensajeros) que serán recibidas por otras células con moléculas que reconozcan estas señales (receptores celulares). La naturaleza de estas señales químicas puede ser muy diversa: proteínas, péptidos, esteroides, etc. Y los receptores también pueden ser variados y dependen de que molécula puedan recibir. Los mensajeros solubles en agua, como los péptidos, tienen receptores en la membrana celular, ya que no pueden ingresar a la célula, porque la membrana está formada por una doble capa lipídica. En cambio, los esteroides, que tienen estructura lipídica pueden atravesar la membrana y tienen receptores intracelulares. Como en este libro nos ocupamos de los péptidos, vamos a focalizarnos en los receptores de membrana. Al llegar el mensajero peptídico a los receptores, éstos deben desencadenar una respuesta dentro de la célula. Esta respuesta se vehiculiza a través de proteínas intracelulares, que se denominan genéricamente "segundo mensajero" (26, 27). Ahí se produce un efecto en cascada en el que intervienen una serie de proteínas y enzimas que amplifican la respuesta. Esta respuesta puede ser muy variada, dependiendo del mensajero. Pueden estimular, inhibir o modular diferentes procesos. Para las células de organismos pluricelulares, sean hongos, animales o plantas, recibir este tipo de señales es fundamental para la vida. Reciben una enorme variedad de señales químicas que inducen respuestas muy disímiles. Si las células no reciben ningún tipo de señales, automáticamente se preparan para una muerte celular programada, conocida como apoptosis celular (28).

Fases de la comunicación celular

Básicamente, podemos dividir el proceso de comunicación celular en dos fases (27):

Fase intercelular: abarca desde el momento en que se libera una sustancia portadora de un mensaje hasta el momento que este mensaje llega al interior de la célula (no hasta que llega la sustancia mensajera). En esta fase los elementos claves son el "mensajero" (primer mensajero o mensajero extracelular, rectángulos verdes en Figura 1), para nosotros el péptido, y el "receptor" específico para este péptido. Los receptores para péptidos se encuentran en la membrana celular, y sólo es la información la que llega al interior de las células. Las células que responden a un mensajero son todas aquellas que poseen el receptor específico para el mismo.

Fase intracelular: abarca todos los procesos y las substancias implicadas en la producción de la respuesta de la célula desde el momento en que la información ha llegado al citoplasma de la célula receptora: substancias químicas móviles intracitoplasmáticas o "segundos mensajeros", enzimas, proteínas estructurales, genes, etc.

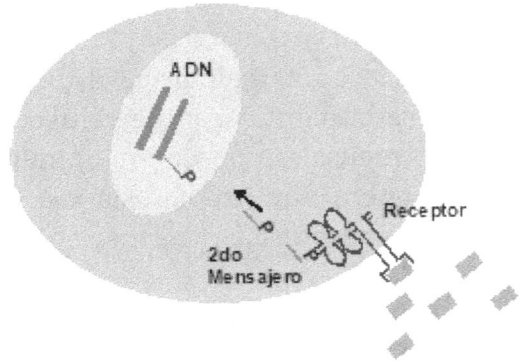

Figura 1 – Comunicación celular

Fase intercelular

Los "primeros mensajeros" o "mensajeros extracelulares (intercelulares)" son de muy diferente tipo químico (aminoácidos, aminas biógenas, péptidos, proteínas, glucoconjugados, esteroides, etc), lo cual puede servir para clasificarlos en primera instancia (26, 27). Como dijimos antes, nos focalizaremos en los péptidos. Si los clasificamos por su función en lugar de hacerlo por su estructura química, los péptidos podrían considerarse en su mayor parte factores de crecimiento, si bien también algunos pueden cumplir otras funciones. Ciertos péptidos como el péptido intestinal vasoactivo (VIP) y la gastrina eran conocidas desde hace mucho tiempo, pero sólo en los últimos años se ha demostrado que son neurotransmisores a nivel del SNC. En muchos casos, la misma substancia producida por la misma célula puede tener un doble valor funcional. Se ha demostrado que se podían liberar diferentes substancias con efectos agónicos o antagónicos en muchas células. Las células son sensibles en forma simultánea a muchas señales extracelulares. Las señales, al actuar en conjunto, pueden sumarse e inducir a respuestas mayores. La presencia de una señal puede modificar las respuestas a otras señales. Estas señales pueden inducir supervivencia, diferenciación, división o expresión de determinados genes. En ausencia de señales la mayoría de las células están programadas para autodestruirse

El segundo elemento clave de la fase intercelular es el receptor, macromolécula específica para cada mensajero intercelular (27). En la mayoría de los casos cada mensajero posee una familia de receptores específicos de tal manera que una substancia dada puede dar lugar a diferentes respuestas, incluso algunas antagónicas.

En un sentido teórico, los receptores tienen tres funciones: a) reconocimiento específico del mensajero intercelular; b) transducción a la célula efectora de la información que porta el mensajero intercelular y c) puesta en marcha de la respuesta celular. Estas tres funciones pueden ser realizadas por unidades aisladas (o complejos macromoleculares del receptor) o bien por la misma proteína.

Dejando de lado los receptores ionotrópicos (que permiten ingreso de iones como sodio o calcio) o intracelulares (para hormonas esteroideas), los tres tipos de receptores celulares para péptidos son:

- Receptores metabotrópicos, conocidos como asociados a proteína G
- Receptores con actividad enzimática intrínseca
- Receptores asociados a enzimas

No vamos a entrar específicamente en la descripción molecular de cada uno de estos receptores, ya que exceden el objetivo de este libro. A quien le interese en detalle cómo funcionan estos receptores, existen textos que los explican con profundidad (28). Lo que nosotros necesitamos saber es que estos receptores al entrar en contacto con el mensajero se van a activar para que se produzca una respuesta intracelular. Normalmente, estos receptores agregan moléculas de fosfato (lo que se conoce técnicamente como fosforilación), lo que desencadena la fase intracelular.

Fase intracelular

En la fase intracelular, los elementos claves son los "segundos mensajeros" y sus "vías intracelulares" (28, 29). Para disparar la respuesta global final de la célula en estructuras alejadas al punto de estimulación del receptor se emplean moléculas móviles intracitoplasmáticas (segundos mensajeros) y se ponen en funcionamiento determinados procesos y/o estructuras intracitoplasmáticas de la célula (enzimas, organelas citoplasmáticas, proteínas esqueléticas, etc.), de una manera secuencial hasta producir la respuesta celular final (secreción, contracción, conducción de estímulos, almacenamiento de datos, etc.). Todo este "camino" intracelular recorrido por las moléculas móviles, los mecanismos y las estructuras celulares se conoce con el nombre de "vía intracelular de un segundo mensajero". Cada segundo mensajero producido por un receptor inicia una vía (o a vías paralelas) y como pueden existir diferentes tipos de receptores para un mensajero se pueden iniciar varias vías simultáneamente. Como los procesos celulares se van disparando de manera secuencial se habla de que existe "una cascada" de acontecimientos intracelulares cuando se pone en marcha una vía de segundos mensajeros (29). En ellos se van produciendo también substancias móviles terciarias, cuaternarias, etc., pero todas ellas son agrupadas bajo el nombre genérico de segundos mensajeros. La cascada de segundos mensajeros explica el fenómeno de amplificación de la respuesta. Cada uno de los pasos de esta cascada induce una amplificación del orden de 100, por lo que una cascada en 5 pasos produciría una amplificación de aproximadamente cien millones. Esto explica por qué unas pocas moléculas de péptidos pueden producir una gran respuesta a nivel celular.

El papel de los segundos mensajeros y de sus vías intracelulares es tan trascendente que no se puede explicar ningún proceso celular sin ellos. Sus alteraciones conducen a la patología o muerte celular. La célula no puede responder al medio ambiente sin ellos.

Rol de los péptidos como mensajeros celulares. Péptidos bioactivos.

Como vimos, normalmente las células del organismo emiten señales químicas para poder coordinar el funcionamiento de un ser vivo. Muchas de estas señales son de origen peptídico y las células poseen receptores específicos para ellos. El potencial de los péptidos bioactivos o biopéptidos para contribuir a una nutrición más saludable (por ejemplo, al ingerirlos con alimentos funcionales) ha sido ampliamente discutido en la comunidad científica (29). Han sido definidos como fragmentos específicos que tienen un impacto positivo sobre las funciones del cuerpo o condicionan e influyen sobre la salud. Los péptidos biológicamente activos tienen una contribución muy importante en la regulación y modulación metabólica. Estos compuestos son estructuralmente diversos y tienen un amplio espectro de acción terapéutica, baja biodeposición en los tejidos corporales y alta bioespecificidad para los objetivos (30). Tener un amplio espectro de acción terapéutica explica por qué podemos usar los biopéptidos en el tratamiento de patologías muy diferentes. La baja biodeposición en los tejidos corporales nos explica por qué los biopéptidos no presentan efectos secundarios. No se acumulan en los tejidos y se eliminan como cualquier proteína o aminoácidos. La mayoría de los péptidos están compuestos de aminoácidos metabólica y alérgicamente tolerables, y tienen una larga historia de uso, por lo que no poseen por ningún efecto secundario, y son generalmente reconocidos como seguros y no tóxicos (31). Que tenga alta bioespecificidad para los objetivos es lo que hace que los hace atractivos para prevenir o tratar determinadas patologías. Esta propiedad que, recordemos, era la que más duda me dejaba cuando comencé a trabajar con los lisados, aquí queda perfectamente explicada.

Los biopéptidos, por lo general, cumplen funciones fisiológicas naturales en el cuerpo como hormonas peptídicas, quimiocinas y citocinas. Han sido considerados una nueva generación de reguladores biológicamente activos. Pueden utilizarse para el tratamiento de varias condiciones médicas y mejorar la calidad de vida (32). Algunas de las actividades reportadas incluyen: antihipertensión, agonistas o antagonistas opioides, actividades inmunomoduladoras, antitrombóticas, antioxidantes, anticancerígenas y antimicrobianas, además de la utilización de nutrientes (32).

Los biopéptidos se encuentran encriptados dentro de proteínas bioactivas. (33). ¿Por qué decimos "encriptados"? Básicamente, porque son fragmentos que se encuentran "ocultos" dentro de sus proteínas "parentales". Estas proteínas cumplen funciones completamente diferentes que las que pueden cumplir estos biopéptidos encriptados cuando se liberan al medio por acción de las enzimas proteolíticas. Son como un mensaje oculto dentro de un texto más grande. Si liberamos a los péptidos, pueden transmitir su mensaje a las células que posean receptores para estos ellos. Su origen puede ser muy diverso y pueden provenir tanto de animales como de vegetales. Ya dijimos anteriormente que en este libro hablaremos fundamentalmente de biopéptidos provenientes de tejidos bovinos y porcinos y, excepcionalmente, de vegetales.

Entrando más en detalle, los efectos de los péptidos bioactivos se ejercen típicamente a nivel de proteínas, lo que implica principalmente la inhibición de las enzimas metabólicas, tal vez debido a las interacciones de proteína-péptido que pueden modificar la conformación estructural y las actividades enzimáticas. Además, los péptidos pueden regular la expresión de genes responsables de rutas de señalización, pero no está claro si estas actividades se basan en interacciones directas de péptido-ácido nucleico o en la unión e inactivación de factores de transcripción de proteínas que regulan dichos genes. Además, los péptidos también pueden funcionar mediante la interacción física y la eliminación directa de metabolitos que conducen al mantenimiento de la homeostasis fisiológica, como se demostró para los péptidos hipolipémicos que se unen y excretan ácidos biliares del intestino grueso, inhibiendo su circulación enterohepática y mejorando el metabolismo del colesterol hepático (34). La función exacta de los péptidos depende sustancialmente de sus estructuras, que a su vez dependen de la naturaleza de su precursor de proteínas, de la especificidad de la proteasa liberadora y condiciones de producción. Aunque los péptidos purificados pueden identificarse para estudios mecanicistas y de estructura-función, el uso de hidrolizados crudos o fracciones que contienen los péptidos bioactivos parece más factible para la formulación de nutracéuticos. Se sugiere en la literatura científica que los biopéptidos contenidos en fracciones crudas (es decir, no purificados) tienen mayor efecto que los péptidos purificados aislados (35), posiblemente porque esto permite la mejor conservación de la estructura peptídica y mayor biodisponibilidad.

La mayoría de los péptidos bioactivos producen efectos sistémicos y, por lo tanto, deben ser absorbidos en el intestino, actuar directamente sobre el tracto intestinal o vía receptores celulares y que las señales químicas que estás células emiten lleguen a la circulación sistémica. Se sabe que pequeños biopéptidos puedes ser absorbidos con relativa facilidad pero hay poca información en la literatura (36, 37). Después de la digestión, los péptidos bioactivos pueden ser absorbidos en el intestino e ingresar directamente al torrente sanguíneo (Figura 2), lo que garantiza su biodisponibilidad in vivo y un efecto fisiológico en el sitio blanco. Se consideran tres vías alternativas de absorción de péptidos en el lumen intestinal (38):

1. La vía transcelular, a través de la cual los péptidos son transportados mediante células epiteliales y transferidos a la circulación sistémica. Esto puede ocurrir como resultado de transporte activo, pasivo o invaginaciones de la membrana. En el interior celular las endo y exopeptidasas degradan estos péptidos hasta di o tripéptidos y aminoácidos libres. Los péptidos que más frecuentemente se absorben son los hidrofóbicos y los de mayor peso molecular.

2. La vía paracelular comprende el transporte de sustancias a través de las uniones estrechas (tight junction) y subsecuentemente del espacio intersticial. Se considera que es una ruta que transporta fundamentalmente péptidos hidrofílicos, y está restringida a péptidos hidrofílicos y de bajo peso molecular. Los péptidos transportados a través de esta ruta no resultan afectados por enzimas.

3. El transporte activo de péptidos se ha estado estudiando en el último tiempo y parece estar vinculado a transportar específicamente péptidos de bajo peso molecular sin degradarlas. Esta vía podría ser también responsable de la absorción de los biopéptidos.

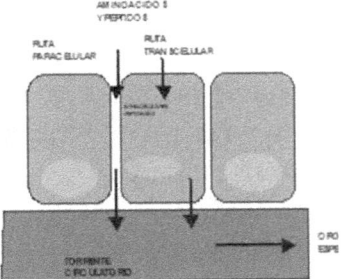

Figura 2 – Absorción de péptidos en el intestino

Una vez que el péptido bioactivo se absorbe, las concentraciones que alcanzan las células o receptores objetivo deben ser suficientes para causar una respuesta cuantificable y sostenida. Los estudios realizados en ratas han demostrado los tripéptidos antihipertensivos VPP e IPP contenidos en un derivado alimenticio pueden detectarse en el tejido aórtico de ratas espontáneamente hipertensas seis horas después de la administración oral de una sola dosis de producto. Sin embargo, todavía hay una escasez de información sobre los requisitos estructurales para la absorción intestinal y la absorción celular de péptidos bioactivos derivados de proteínas alimentarias (36). Para incrementar la absorción de estos péptidos es importante su modo de administración (39). La experiencia nos ha demostrado que los efectos de los productos son óptimos cuando se ingieren con un poco de agua (no demasiada) y entre 10 y 20 minutos antes del desayuno. De esta manera, la absorción intestinal es superior que, en otras condiciones, lo que permite que los péptidos suministrados sean absorbidos en mayor porcentaje. Recientes estudios están analizando la posibilidad de aumentar la biodisponibilidad de los biopéptidos a través de nanotransportadores, es decir pequeñas moléculas que transporten los biopéptidos hasta su lugar de absorción. Liposomas, nanopartículas de quitosano, nanopartículas de silicon o polímeros son candidatos, aunque todavía se encuentran en etapa experimental.

Luego de la absorción de estos péptidos, se distribuyen en los vasos sanguíneos, y se unen a receptores celulares específicos del órgano blanco. Allí es que se observa el rol de los biopéptidos como mensajeros extracelulares que, al activar el receptor correspondiente, desencadenan una respuesta secundaria que inducen una respuesta a nivel nuclear (28). El rango de efectos fisiológicos atribuidos al consumo de biopéptidos es diverso, incluyendo actividades inmunomoduladoras, antihipertensivas, anticarcinogénicas, antimicrobianas, antiinflamatorias, regeneradoras, entre otras (40).

Más adelante nos ocuparemos específicamente de los efectos que los biopéptidos tienen como preventivo y terapéutico en diferentes patologías. En el próximo capítulo vamos a ver el segundo de los fundamentos de la lisadoterapia: los péptidos biológicos como inmunomoduladores para generar tolerancia oral en el tratamiento de enfermedades autoinmunes.

Capítulo 6. : Inmunología básica. Tolerancia oral. Enfermedades autoinmunes. Biopéptidos como inmunomoduladores

Aspectos básicos de inmunología

Para poder comprender como los lisados pueden ayudar en el tratamiento de enfermedades autoinmunes debemos recordar conceptos básicos de inmunología. La principal función del sistema inmunológico defender al organismo de agentes externos capaces de generar infecciones. Para esto necesita de 2 pasos:

1. reconocer las células propias del organismo para no dañarlo y
2- reconocer los agentes externos para poder desplegar el arsenal que posee y eliminarlo.

Toda sustancia que entre en contacto con el sistema inmune se denomina antígeno (41). El universo de antígenos puede clasificarse en tres: inmunógenos, haptenos y tolerógenos. Los inmunógenos son agentes externos al organismo y son capaces de desencadenar una respuesta inmune. El sistema inmune la toma como blanco de dicha respuesta. Los haptenos son moléculas pequeñas que por sí solas no son capaces de estimular la respuesta inmune, pero unidos a un inmunógeno mayor sí lo hacen y la respuesta se desencadena sobre el inmunógeno y sobre el hapteno. Los tolerógenos, en cambio, son sustancias propias o externas que son capaces de ser reconocidos por el sistema inmune sin desencadenar respuesta. Este fenómeno se conoce como tolerancia inmunológica y permite que el sistema inmune del individuo no reaccione contra sus propias células y contra ciertos antígenos alimentarios o bacterias saprófitas que formen parte de su microbiota. El sistema inmune está expuesto constantemente a Ag propios sin inducir la estimulación de linfocitos. Este proceso de "aprender" a tolerar los autoantígenos se realiza durante la vida fetal fundamentalmente a nivel tímico. Allí, a través de diferentes mecanismos, se consigue en condiciones normales eliminar o suprimir los clones celulares autorreactivos. En ciertas condiciones esta tolerancia puede fallar y se producen enfermedades autoinmunes, como veremos más adelante. De todas formas, la tolerancia también puede desarrollarse durante el resto de la vida del individuo. El organismo posee dos formas de enfrentar a los antígenos: Inmunidad innata e inmunidad adaptativa.

La respuesta innata es rápida e inespecífica e involucra barreras físicas, químicas y biológicas. Las barreras físicas son la piel, las mucosas y sus respectivas secreciones. Las químicas son la acidez gástrica, las enzimas proteolíticas y las sustancias antibacterianas y bacteriostáticas como la lisozima, mieloperoxidasas y el sistema del complemento, entre otras. Las biológicas son la flora bacteriana (microbiota) y la respuesta inflamatoria que involucra células inespecíficas como macrófagos. Los macrófagos migran desde los vasos por diapédesis hacia la zona afectada inducidos por factores quimiotácticos (generalmente citoquinas). Allí los macrófagos fagocitan los cuerpos extraños y los eliminan a través de diferentes mecanismos oxidantes como mieloperoxidasas, anión superóxido, radicales hidroxilos, etc. Estos macrófagos procesan los antígenos y pueden presentarlos a los linfocitos T o B para desencadenar el proceso de inmunidad adaptativa. En este caso se consideran células presentadoras de antígenos (CPA).

La inmunidad adaptativa, de mucha mayor complejidad y especificidad que la anterior y en la que participan células especializadas, como los linfocitos T y B que permiten reconocer a cada uno de los antígenos que entren en contacto con el organismo. Además, posee memoria, lo que significa que, ante un segundo ataque del mismo agente invasor, la respuesta inmune será más rápida e intensa. Cada línea celular capaz de reconocer específicamente un antígeno se denomina "clon".

En la médula ósea se desarrollan y se diferencian los linfocitos dando lugar a células maduras a partir de sus precursores (proceso denominado linfopoyesis). En los humanos, la población de linfocitos T madura en el timo y la de linfocitos B en la médula ósea y en el hígado fetal. Estos órganos son considerados linfoides primarios y es allí donde se adquiere el repertorio de receptores específicos de antígenos de tal forma que se presenta tolerancia a los autoantígenos y cuando migran a la periferia solo se reconocen antígenos extraños.

En los órganos linfoides secundarios se encuentran macrófagos, células presentadoras de antígenos y linfocitos T y B maduros para que se produzca la respuesta inmunitaria. Estos órganos son el bazo, los ganglios linfáticos y otros tejidos asociados a la inmunidad de las mucosas, como las amígdalas y las placas de Peyer intestinales. El tejido linfoide asociado a las mucosas tiene características especiales, que más adelante detallaremos y será muy importante para comprender los mecanismos de tolerancia y cómo pueden utilizarse como terapias de estados autoinmunitarios.

La inmunidad adaptativa involucra dos tipos de respuestas: humoral y celular. El mecanismo de inmunidad adaptativa comienza con la actividad de las células presentadoras de antígenos (CPA, una célula de la familia de los macrófagos), que le presenta el antígeno al linfocito Th1 (linfocito auxiliar o regulador) lo reconozca y se active. Para que el linfocito Th1 se active debe recibir dos señales. Una señal específica que se adquiere a través del contacto con el antígeno procesado (unido a una molécula de superficie de la CPA, denominada MHC I, complejo mayor de histocompatibilidad clase I) y una señal inespecífica que se origina en la interacción moléculas accesorias del linfocito Th1 y la CPA (coactivación). Esto desencadena la inmunidad humoral y/o celular, de acuerdo con el tipo de antígeno.

En la respuesta humoral intervienen linfocitos B que producen inmunoglobulinas (IGs). Las inmunoglobulinas o anticuerpos son moléculas proteicas globulares pesadas (aproximadamente 150 kDa) formadas por cuatro cadenas de polipéptidos; dos cadenas pesadas idénticas y dos cadenas ligeras idénticas conectadas por enlaces disulfuro. Las cadenas pesadas son consideradas constantes y las ligeras son variables, lo que le permite reconocer una amplia variedad de antígenos. Las IGs se pueden presentar ancladas a la membrana de los linfocitos B o solubles, secretadas en la sangre por los linfocitos B diferenciados como plasmocitos. Se pueden clasificar en 5 clases o isotipos conocidos como IgA, IgD, IgE, IgG e IgM. Las IgA se segregan en las mucosas como el tracto digestivo, tracto respiratorio y el tracto genital y su función es impedir la colonización por gérmenes patógenos. Las IgE desencadenan la liberación de histaminas y están involucradas en las respuestas a patógenos pluricelulares como los parásitos. También intervienen en los procesos alérgicos. Las IgG e IgM presentan una protección importante frente a patógenos. Las IgM se segregan en procesos agudos primarios mientras que las IgG se presentan como respuestas secundarias o crónicas. La función de las IgD no ha sido dilucidada con precisión.

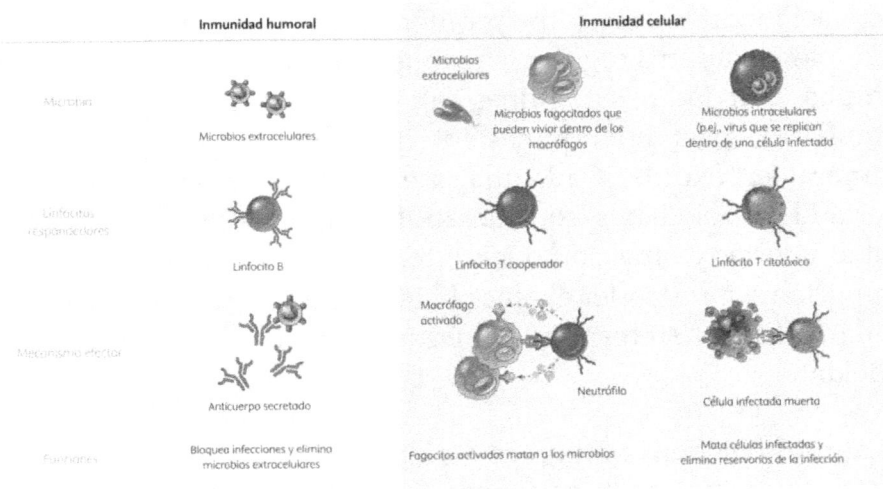

Figura 1 – Inmunidad adaptativa (Inmunología Celular y Molecular, 9 ed., Abbas A.K.,

En el caso de inmunidad celular, son los linfocitos T, específicamente los T citotóxicos, que intervienen, reconociendo al antígeno, y desencadenan la respuesta inmune, eliminando directamente al agente invasor (41). Un clon de linfocitos T citotóxico específico para el antígeno en cuestión, se replica y ataca toda molécula del antígeno presente. Si este antígeno que encuentra en alguna célula o tejido, el ataque produce destrucción del patógeno externo (41).

Si bien predomina uno de los dos tipos de respuesta, generalmente coexisten tanto la respuesta celular como la humoral. El primer contacto con el antígeno genera una respuesta primaria y le confiere "memoria" al sistema inmunológico, permitiendo que un segundo contacto con el mismo antígeno genere una respuesta más rápida y enérgica, que se denomina "respuesta secundaria". La comunicación intercelular que permite que el sistema inmune funcione y se regule adecuadamente se realiza a través de sustancias solubles de origen proteico denominadas citoquinas. Estas citoquinas se unen específicamente a receptores celulares y promueven la activación, diferenciación y proliferación de las células inmunes. También ayudan a regular la respuesta inmune. Existe una amplia variedad de citoquinas entre las que se encuentran las familias de las interleuquinas, interferones y factores de necrosis tumoral, entre otros. Cada una de estas sustancias poseen variadas propiedades, considerándose algunas como inflamatorias y otras como inhibitorias. Este recurso es muy importante para poder evaluar la evolución de enfermedades inflamatorias y su respuesta al tratamiento, como veremos más adelante.

Inmunología de las mucosas

Aunque generalmente se supone que nuestra superficie principal de contacto con el medio externo es la piel, el área de la mucosa intestinal excede varias veces la de la piel. Además, las superficies mucosas, a diferencia de la piel, son más permeables a los antígenos, y gran parte de los contactos con materiales antigénicos extraños se producen en los sitios mucosos. La microbiota en el intestino delgado es una fuente adicional de estimulación antigénica natural, y el número de bacterias que colonizan la mucosa intestinal humana es de aproximadamente 10^{11} microorganismos / g de heces. También se sabe que en el intestino se aloja el tejido linfoide más abundante del cuerpo. Hay 10^{14} células linfoides por metro de intestino delgado humano. Por lo tanto, es razonable suponer que el contacto antigénico iniciado en la mucosa intestinal tiene un impacto importante en la activación del sistema inmune y en su regulación.

Las funciones del sistema inmune asociado a las mucosas son:

1-   Proteger frente al ingreso y colonización por parte de patógenos externos a través de la secreción de IgA. Este proceso se conoce como exclusión inmune

2-   Prevenir la entrada de antígenos o proteínas intactas funcionando como barrera epitelial frente a antígeno de dieta y flora comensal

3-   Controlar la inmunidad local a través de fenómenos de tolerancia, seleccionando y regulando los mecanismos efectores.

La inmunidad asociada a las mucosas involucra estructuras o tejidos organizados como las placas de Peyer, los nódulos linfoides mesentéricos, adenoides, apéndice entre otros (Figura 2). Estas estructuras son sitios de inducción de la respuesta inmune. Las células linfoides, macrófagos y células dendríticas diseminadas son sitios efectores. Las placas de Peyer son órganos linfoides secundarios que toman antígenos directamente de la luz intestinal a través de las células M. Las células M son células especializadas en endocitosis y transporte transepitelial de microrganismos y antígenos intactos a zonas de las placas de Peyer que contienen folículos con linfocitos B y T y células dendríticas. Desde las placas de Peyer se produce drenaje de células y antígenos a nódulos linfáticos regionales. La diferenciación de los linfocitos T puede ocurrir de diferente manera, de acuerdo con el tipo de antígeno que se presente y las citoquinas que intervengan. Las respuestas varían de tres modos diferentes. Puede diferenciarse en linfocitos TH2, que coadyuvan modulando la respuesta humoral y estimula la síntesis de IG por liberación de interleuquinas 4, 5 y 13. Otra de las posibilidades es que se diferencien en linfocitos TH1 que desencadenan fenómenos de hipersensibilidad mediada por células del tipo de alergia alimentaria. También puede darse un fenómeno de ausencia o inhibición de la estimulación si los linfocitos T se diferencian en TH3 con liberación de factor de crecimiento transformante (TGF) β o en Tr1 que con secreción de IL-10. Esto produciría un efecto de tolerancia inmunológica respecto de antígeno, que por producirse en la mucosa intestinal se denomina tolerancia oral.

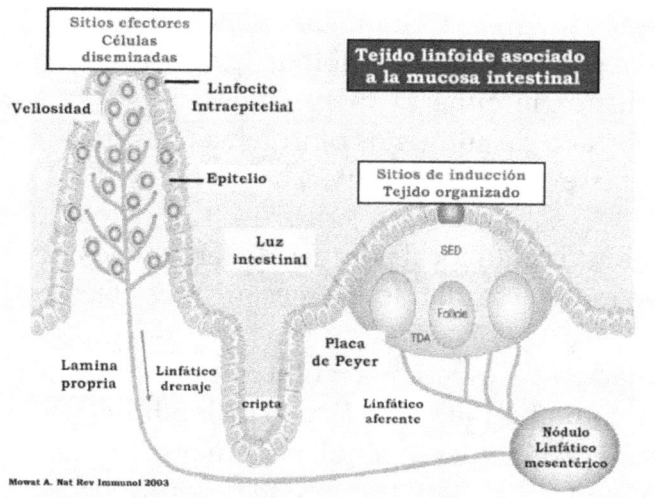

Figura 2 – Inmunología de las mucosas

Tolerancia oral

Mitrídates VII Eupator, conocido como el Grande, rey del Ponto desde el 120 a. C. hasta su muerte, en 63 a. C., en Asia Menor fue uno de los enemigos más formidables y exitosos de Roma, y luchó consecutivamente contra tres de los más grandes generales de finales de la República en el 63 a. C. Este rey puede haber sido el primero en describir la tolerancia oral en relación con la auto-observación. Este soberano, temiendo ser envenenado por un miembro de su corte, tuvo que beber todos los días una cantidad muy pequeña de extracto de plantas venenosas para protegerse en caso de ingestión criminal masiva. Después de su derrota contra las legiones de Roma lideradas por Sylla, intentó, sin éxito, envenenarse, y al no hacerlo, tuvo que pedirle a uno de sus esclavos que lo pasara por la espada para evitar la vergüenza del cautiverio (42). A través de esta práctica, y 20 siglos antes del descubrimiento de la tolerancia inmunológica oral, este soberano demostró que una sustancia, ingerida por vía oral en pequeñas dosis, podría inducir un estado de no respuesta a una estimulación más masiva.

Más cerca de nuestro tiempo, e principios del siglo XX, Ehrlich y Morgenroth (43) comprobaron que los animales no producían anticuerpos contra los hematíes propios. Denominaron horror autotóxico a esta incapacidad del sistema inmunitario para responder contra los autoantígenos. Por la misma época, Wells y Osbourne demostraron por primera vez el fenómeno de la tolerancia inmunológica a través de antígenos alimentados por vía oral al demostrar que los conejillos de Indias alimentados con una dieta que contenía maíz no estaban sensibilizados anafilácticamente al zen, una proteína principal del maíz. Posteriormente, varios investigadores demostraron que cuando los mamíferos están expuestos a macromoléculas extrañas por la vía digestiva, ya sea por intubación gástrica o ingeridos con leche materna, se vuelven inmunológicamente tolerantes a estas proteínas (44). Además, las ratas alimentadas con suero de caballo, extractos de polen, o la albúmina de suero bovino se hicieron tolerantes a esos antígenos (45). En otro experimento, ratones fueron tolerizados al alimentarse de glóbulos rojos de oveja. Estos estudios demostraron que, aunque la gran mayoría de las macromoléculas ingeridas como alimento se degradan dentro del intestino, los materiales antigénicamente intactos se absorben en cantidades suficientes para inducir modificaciones significativas en la capacidad de respuesta inmune del organismo. La demostración de la supresión celular transferible asociada con la tolerancia oral es un tema recurrente informado por muchos investigadores.

La tolerancia oral es un fenómeno específico de antígeno y se adquiere durante el contacto con el mismo (41). Los linfocitos inmaduros son más susceptibles. Los principales mecanismos de inducción y mantenimiento de la tolerancia son (Figura 3): La deleción, la anergia y la ignorancia clonales. Cada uno de ellos puede intervenir a nivel central (timo o médula ósea para las células T y B, respectivamente) o periférico (órganos linfáticos secundarios y tejidos). Existen además otros mecanismos, como la supresión e interacciones idiotípicas, que tendrían un papel en la regulación de la respuesta inmune y, por lo tanto, pueden intervenir también en el mantenimiento de la tolerancia.

El mecanismo fundamental de tolerancia T a nivel central (timo) es la deleción de los clones de linfocitos autoreactivos. Puede ocurrir una selección positiva, que selecciona los linfocitos T cuyo receptor es capaz de reconocer la HLA propias de afinidad baja e intermedia o selección negativa que elimina los linfocitos T autoreactivos con receptor de alta afinidad quedando solo células T con especificidad a Ag extraños.

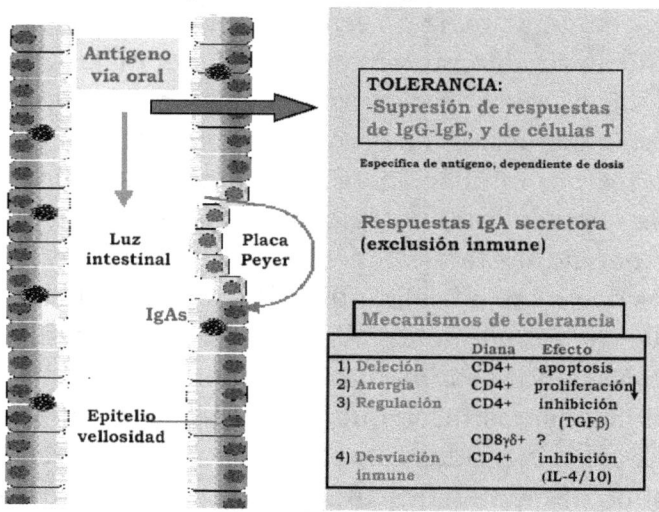

Figura 3 – Tolerancia oral

Mecanismos postulados para la inducción de tolerancia oral

El fenómeno de la tolerancia oral puede explicarse por

diferentes mecanismos, que dependen principalmente de la dosis, el tipo y la administración del antígeno (46). Se produce anergia o deleción clonal principalmente con dosis altas de antígeno, mientras que dosis bajas y repetidas del antígeno promueven la inducción activa de linfocitos Tregs. Una vez que se induce la tolerancia oral, varios aspectos de las respuestas inmunes específicas de antígeno Th1 y Th2 están inhibidos, como la producción de inmunoglobulinas (IgM, IgG) y la síntesis y liberación de citoquinas inmunorreguladoras, como TGF-β, IL-10 e IL-4. Sin profundizar demasiado, porque excedería el propósito de este texto, se explicarán brevemente los tres mecanismos.

Supresión activa

Las dosis bajas de antígeno presentadas preferentemente por las células presentadora de antígenos intestinales inducen linfocitos Th1 para el antígeno presentado. Estas células migran del intestino hacia los órganos linfoideos y el sistema circulatorio general encontrando y reconociendo el mismo antígeno (o similar) en el órgano blanco (enfermo). Allí estimulan la secreción de TGF-beta, IL4 y IL10. Estas sustancias inhiben el proceso inflamatorio que da origen a la enfermedad autoinmune. Este proceso es conocido como supresión activa (Figura 8) (45-47)
La acción de citoquinas inhibidoras no es antígeno-específica, pero el estímulo de su secreción por células T reguladoras es dependiente en el reconocimiento de péptidos antigénicamente específicos en el contexto de las CPAs. No es necesario que el antígeno ingerido sea similar al antígeno que produce la enfermedad, para producir tolerancia oral. Basta que el antígeno ingerido se encuentre en la vecindad del antígeno productor de la enfermedad. Este fenómeno se denomina supresión espectadora (46). Esto quiere decir que en el caso de una enfermedad autoinmune que afecte a un determinado órgano, por ejemplo, el ojo, no es necesario ingerir (ni siquiera identificarla) la misma proteína que la que produjo la

enfermedad. Ingiriendo cualquier otro antígeno proveniente del ojo se puede inducir el mismo efecto. Por esta razón un hidrolizado de proteínas provenientes del ojo, constituye una atractiva alternativa para el tratamiento de patologías oculares autoinmunes, como por ejemplo la uveítis (48).

Anergia clonal

Altas dosis de antígeno administradas oralmente resultan en la presentación sistémica del antígeno después de que el antígeno se absorbe por el intestino y entra en la circulación sistémica como proteína intacta o fragmentos de antígeno. Estas altas dosis inducen falta de respuesta de la célula Th1, conocida como anergia clonal. No está aún dilucidado si la anergia clonal que sigue la administración de altas dosis de antígeno representa el pasaje directo de pequeñas cantidades de antígeno dentro de la circulación portal o sistémica, o depende de filtración intestinal. No se conoce hasta la fecha el grado en que los requerimientos coestimulatorios, las citoquinas del medio y los epitopes diferenciales de reconocimiento pueden favorecer preferencialmente la generación de anergia en linfocitos Th1 (46, 46).

Deleción clonal

Este mecanismo también se presenta cuando el antígeno en cuestión se encuentra en dosis altas. Al entrar en contacto el antígeno, este produce una respuesta inmunológica específica que lleva a la desaparición del clon de linfocitos Th1 implicados en la generación de la enfermedad (41). Este fenómeno producido es similar al que se observa durante la gestación, cuando adquiere tolerancia a antígenos propios, permitiéndole al sistema inmune discriminar antígenos propios y no propios. En este caso, la enfermedad resultaría curada.

Las enfermedades autoinmunes

Existe un grupo de patologías en las cuales, sin causa aparente, se produce una reacción de inmunidad celular a ciertos autoantígenos. Estas enfermedades reciben el nombre de enfermedades autoinmunes.

Las enfermedades autoinmunes son muy variadas y pueden ocasionarse por reacciones celulares o formación de complejos antígeno-anticuerpos. Esto provoca un daño en los tejidos u órganos considerados blanco o diana, lo que ocasiona la alteración orgánica o funcional de las células, u órgano donde reside el antígeno que interviene en la reacción (enfermedades autoinmunes órgano-específicas). En algunos casos los complejos de autoantígeno-autoanticuerpos, circulan por la sangre y se depositan en diversos lugares del organismo afectando a diversos órganos, y constituyendo las denominadas enfermedades autoinmunes sistémicas o no órgano específicas (46).

Todos los individuos, tenemos linfocitos T y linfocitos B con potencialidad autorreactiva. Sin embargo, como hemos dicho anteriormente existen una serie de mecanismos que permiten que aquellos linfocitos autorreactivos potencialmente peligrosos sean eliminados física o funcionalmente.
Hoy sabemos que existen factores genéticos que predisponen para el desarrollo de enfermedades autoinmunes y en muchos casos el genotipo del complejo principal de histocompatibilidad influye en la susceptibilidad a desarrollar determinadas enfermedades autoinmunes. Sin embargo, el mecanismo que relaciona la asociación de determinados alelos del complejo principal de histocompatibilidad con susceptibilidad a enfermedades autoinmunes no está aclarado y hay que dejar constancia del carácter incompleto de dichas asociaciones. Solamente una pequeña fracción de los individuos que presentan un determinado alelo HLA desarrollará la enfermedad con que dicho alelo se asocia.

La tolerancia puede fallar por varias razones, a saber (41):

- Selección anormal del repertorio de linfocitos. La regulación cruzada de subgrupos de linfocitos a través de mediadores, anticuerpos y demás, puede fallar debido a deterioro funcional de un componente de la red celular.

- Activación policlonal de linfocitos autorreactivos. Los linfocitos con el potencial de autorreconocimiento suelen silenciarse por mecanismos de tolerancia periféricos que los dejan sobrevivir, pero los hacen funcionalmente incapaz. La inducción de anergia puede fallar y permite que los linfocitos autorreactivos se activen. Los linfocitos antipropios pueden liberarse de su anergia por activación inespecífica mediante estimulación policlonal, superantigenos y otros.

- Estimulación por antígenos extraños con reactividad cruzada con autoantígeno. Esto se conoce como reacción de mimetismo molecular. Debido a las homologías o similaridad de secuencias, péptidos inmunógenos derivados de antígenos exógenos (virus o bacterias) pueden inducir inmunidad a determinantes propios.

Las hormonas sexuales femeninas favorecen la aparición de enfermedades autoinmunes, aunque no se ha aclarado aún el mecanismo. De hecho, las enfermedades autoinmunes son en general mucho más frecuentes en mujeres que en varones. La relación mujer varón va desde 4:1 para la diabetes tipo I y para la artritis reumatoide, hasta 50:1 para la tiroiditis de Hashimoto, cirrosis biliar primaria y hepatitis autoinmune clásica.

Las enfermedades autoinmunes se clasifican clásicamente en: sistémicas o no específicas de órgano y específicas de órgano. Entre las primeras se incluyen las que afectan a gran número de órganos y se asocian a menudo a hiperactividad de linfocitos B y a un número amplio y variado de autoanticuerpos. En este grupo destacan: lupus eritematoso sistémico, artritis reumatoide, esclerodermia, dermatomiositis y polimiositis. Las segundas afectan solo a un órgano o sistema, como por ejemplo la diabetes tipo I (que afecta los islotes de Langherhans del páncreas), la enfermedad de Graves (que afecta la tiroides), la esclerosis múltiple (que afecta la mielina de los axones nerviosos), entre otras.

Generación del efecto de tolerancia oral por administración de autoantígenos en enfermedades autoinmunes.
Para el tratamiento de las enfermedades autoinmunes la medicina convencional dispone de corticoides e inmunopresores que tienden a reducir la reacción inflamatoria en forma no específica, con efectos indeseables más o menos serios, con una respuesta limitada y altos costos para el paciente. Otros recursos más modernos son los inmunomoduladores como interferón y ciertos anticuerpos monoclonales específicos, que tienen una buena respuesta, pero su costo es aún muy elevado. Por otra parte, ya hemos hablado de la tolerancia oral, que se produce en la mucosa intestinal. Este mecanismo es que habitualmente ocurre al consumir alimentos, y permite que estos no desencadenen reacciones inmunológicas.

Howard Weiner propuso en la década de 1980 que la tolerancia oral podría ser utilizada como una terapéutica para las enfermedades autoinmunes (44, 46). Sería una forma de "reeducar" al sistema inmune para vuelva a tolerar sus propios autoantígenos (tolerógenos) y se reduzca la reacción inmunológica. En este caso, la CPA presenta el antígeno a un linfocito T inhibidor, que induce la inhibición del clon de linfocitos T citotóxicos. Esta inhibición permite que el antígeno en cuestión sea tolerado por el sistema inmunológico del huésped. Desde aquel momento se realizaron múltiples investigaciones en animales y ensayos clínicos en humanos, para el tratamiento de patologías autoinmunes como lupus eritematoso sistémico, artritis reumatoide, esclerosis múltiple, uveítis autoinmune, etc. (49-53). En experiencias en animales la efectividad ha sido muy elevada. En cambio, en los ensayos clínicos la respuesta ha sido disímil y se ha puesto en duda su eficacia (54, 55). Lógicamente, no es lo mismo una experiencia en animales, con un alto control de las variables y en individuos de una determinada línea de animales endocriados que un ensayo clínico, donde se depende de los criterios de inclusión y exclusión y de la adhesión de los participantes a la terapéutica, entre otros factores. El criterio de inclusión de los pacientes juega un rol muy importante. Una elección equivocada de las condiciones patológicas puede ser decisiva en el éxito o fracaso de la terapia. Otro punto importante es qué y cómo administramos la terapia para inducir la tolerancia oral. En la mayoría de los ensayos clínicos sin éxito fueron medicados con proteína nativa sin hidrolizar. Aquí se puede objetar que se depende mucho de las condiciones de los pacientes. Si el paciente no tiene buena digestión no podrá exponer adecuadamente los antígenos. Además, si la microbiota normal está alterada no se producirá tolerancia inmunológica, según se vio en estudios recientes en animales donde se eliminó completamente la microbiota (56). Una forma de optimizar la respuesta sería no utilizar la proteína intacta sino hidrolizarla generando péptidos de bajo peso molecular que pueden generar de manera directa tolerancia oral. Las predigestiones de proteínas garantizan una composición idéntica de péptidos en el tracto gastrointestinal, independientemente de las diferencias individuales en la potencia de las enzimas digestivas. Se ha demostrado que un hidrolizado de proteínas obtenido por la acción de la pepsina a partir de un homogenado de tejidos no desnaturalizados es más activo biológica e inmunológicamente que un hidrolizado obtenido por el método "clásico" de proteínas desnaturalizadas (20). Los hidrolizados de proteínas son más efectivos que las proteínas intactas para inducir una respuesta de tolerancia en pacientes con enfermedades autoinmunes.

La tolerancia oral es un fenómeno muy complejo que involucra varios mecanismos naturales (que incluso a veces se combinan entre sí). Pese a su complejidad resulta una terapia de muy fácil administración y es sumamente eficaz para el tratamiento de enfermedades autoinmunes. Además, por tratarse un fenómeno natural y utilizar proteínas naturales en cantidades similares a las nutricionales, no presenta efectos secundarios ni colaterales de ningún tipo.

En capítulos posteriores veremos cómo utilizamos los lisados con biopéptidos naturales para el tratamiento de diferentes patologías.

Capítulo 7. Consideraciones generales del tratamiento con lisados

¿Para que usar lisados?
De acuerdo con lo que vimos hasta ahora y lo que veremos en los próximos capítulos hay evidencia bastante abundante en favor del uso de los lisados, en dos tipos de patologías:

1. Como prevención y tratamiento en enfermedades crónico-degenerativa, por la presencia de péptidos bioactivos o biopéptidos naturales.2. Como terapéutico en enfermedades autoinmunes

En el primer caso la presencia de biopéptidos naturales nos ayudan a prevenir enfermedades ya que estas sustancias actúan como antioxidantes, antihipertensivos, anticoagulantes, reguladores de la glucosa en sangre, regeneradores tisulares, entre muchos otros. En estos casos se puede utilizar en las personas sanas como enfermas, sin ningún tipo de inconveniente, ya que no presentan interacciones con medicamentos, ni toxicidad, ni efectos secundarios. Lógicamente, en pacientes enfermos hay que tener en cuenta si están tomando alguna medicación, porque el efecto de los lisados sumando a un medicamento específico, tanto de medicina convencional como alternativa, puede ser sinérgico. Esto hay que tenerlo en cuenta para controlar al paciente y evaluar los cambios de dosis, en caso de que sea necesario. Tomando un paciente hipertenso o diabético ya medicado, esto es fundamental, para evitar hipotensión o hipoglucemia. Al tratarse de suplementos alimenticios su vía de administración es oral. Hay profesionales que lo administran por vía inyectable. Mi experiencia es solamente con administración oral y la literatura internacional solo contempla esta vía, por considerarlos nutracéuticos o alimentos funcionales.

En cuanto a las enfermedades autoinmunes, es imprescindible administrarlos por vía oral, para que el sistema inmune asociado al intestino genere tolerancia a las sustancias blanco. Normalmente llegan al consultorio pacientes con enfermedades autoinmunes con muchos años de evolución sin respuestas positivas con los medicamentos de elección, como el metrotexate y los corticoides, entre otras drogas. Al venir con altas dosis de medicación durante mucho tiempo, normalmente se hace coexistir la medicación convencional, que se va reduciendo gradualmente. a medida que el paciente mejora clínicamente y se van normalizando los parámetros de laboratorio. Algo que hay que tener en cuenta es que el efecto de los lisados no es inmediato, sino que se manifiesta, en general, a partir de los 20 a 30 días, siendo su resultado óptimo a los 3 meses. De todas formas, al tratarse de patologías crónicas, los tratamientos son, en general, prolongados. Finalmente, debemos recordar que, si bien tienen efectos benéficos para la salud, los lisados o biopéptidos naturales no son considerados fármacos, sino nutracéuticos. Es decir, son productos derivados de alimentos que poseen propiedades benéficas para la salud. Lamentablemente, desde el punto de vista legal casi ningún país considera el rubro nutracéutico, por lo que, generalmente, se clasifican dentro de los llamados suplementos alimenticios o dietarios, por suplementar aminoácidos y péptidos. Esperemos que en el futuro las legislaciones de los países puedan adaptarse al uso de nutracéuticos, ya que son efectivos como preventivos y terapéuticos, y no poseen efectos colaterales ni secundarios a las dosis recomendadas. Hay aspectos que involucran también a la inocuidad de los lisados como suplementos alimenticios. Los lisados Biolisa® se elaboran de acuerdo con las normas establecidas por las autoridades correspondientes (NORMA Oficial Mexicana NOM-251-SSA1-2009), instrumentando un sistema de análisis de riesgos y puntos críticos de control (HACCP, por sus siglas en inglés), por lo que exhiben seguridad microbiológica y química. Esto otorga la certeza de que son suplementos alimenticios seguros para la población, al margen de sus propiedades benéficas para la salud.

¿Por qué no se utilizan inyectables?

La respuesta a esta pregunta ya prácticamente está contestada de antemano. Se trata de suplementos alimenticios o nutracéuticos, de acuerdo a cómo los hemos definido anteriormente. Por esta razón los lisados, peptonas, biopéptidos naturales o como se los refiera, deben administrarse por vía oral. La vía inyectable queda reservada para productos que estén registrados como farmacéuticos o de nutrición parenteral en internación. Desde luego, todos hemos conocido médicos o terapeutas que los inyectan. Desde mi punto de vista, esto no trae ninguna ventaja, ya que el producto funciona muy bien por vía oral. Por el contrario, tiene varias desventajas, a saber: 1) por ser material inmunógicamente activo se corre el riesgo de sufrir una reacción inmunológica, que puede ser leve o tan grave como un choque anafiláctico; 2) en tal caso deberíamos contar con elementos para contrarrestar esta reacción; y 3) estaríamos violando la ley de muchos (por no decir todos) los países, por lo que se corre un riesgo innecesario.

Como dije anteriormente, no comparto el criterio de inyectarlos y quién lo haga corre con los riesgos que enumere a su cargo, ya que todos los lisados o peptonas se enmarcan dentro de lo que son suplementos alimenticios y dietarios. Eso involucra, naturalmente, a todas las marcas que se encuentren en mercado.

En los próximos capítulos he intentado hacer una clasificación de patologías "por sistema u órgano", lo que ha resultado complicado, ya que todos sabemos el organismo es un sistema muy complejo e interrelacionado que ha hecho que la medicina moderna esté dejando de lado la visión hiperespecializada, y se esté volviendo a una medicina integral, que es la que propongo desde estas páginas. No obstante, dado la extraordinaria complejidad de la vida, debe seguir existiendo la visión hiper-especializada para entender los aspectos celulares y moleculares de las patologías y de las posibles terapéuticas. Este equilibrio es difícil de llevar adelante y, quienes proponemos la visión integral, tenemos que mirar también estos aspectos. Como les dije, en los próximos capítulos intentaré abordar las patologías más frecuentes por órgano y/o sistema, aunque nos encontraremos que algunas patologías podrían ser tratadas en varios capítulos. Como ejemplo, la artritis reumatoide será incluída en afecciones articulares, aunque podría también ser incluída en "enfermedades autoinmunes". Esto hizo que también algunos capítulos, como el de biopéptidos de hígado (HP) esté focalizado en este producto, dado que tiene efecto en diferentes sistemas. ¡Veremos que puede utilizarse para prevenir o tratar afecciones hepáticas, anemias, diabetes, hiperlipidemias, hipertensión y hasta depresión! Ojalá les apasione tanto como a mí descubrir todas las potencialidades que tienen los biopéptidos naturales para mejorar la salud de las personas.

Capítulo 8. Enfermedades articulares

Las patologías articulares son entidades que afectan en diferente grado alguna o algunas articulaciones del cuerpo humano. Generalmente, asociamos la edad a afecciones en las articulaciones. Objetivamente, esto es así dado que los tejidos se van desgastando y perdiendo funcionalidad, y en las articulaciones, muchas veces, es donde primero se nota. Básicamente, existen dos grandes grupos de afecciones articulares: 1) las artrosis, también llamadas osteoartrosis u osteoartritis y 2) la artritis reumatoide y otras patologías autoinmunes que afectan el sistema osteomuscular. La realización de un diagnóstico diferencial entre estos dos grandes grupos es indispensable para realizar un tratamiento adecuado (Figura 1)

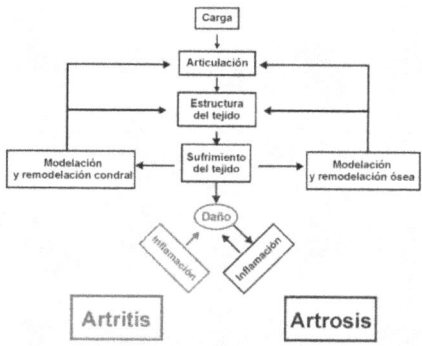

Figura 1 – Diagnóstico diferencial artritis-artrosis

Artrosis
La degradación de los tejidos con el envejecimiento provoca pérdida de funcionalidad en las articulaciones, especialmente en rodilla o cadera, aunque también puede afectar otras. Las

osteoartritis o artrosis involucran a la articulación en un proceso que incluye una pérdida del cartílago articular hialino con cambios concomitantes en el hueso circundante, incluyendo osteofitos y esclerosis ósea, y cambios en el sinovio y en la cápsula articular. Los signos clínicos incluyen dolor articular fluctuante, hinchazón, rigidez y pérdida de movilidad, que aumentan en severidad según la enfermedad progresa. Las artrosis limitan la práctica de actividades físicas, ya que producen incapacidad funcional y dolor (57). Desde el punto de vista molecular, las articulaciones artrósicas son un sitio de inflamación y degradación de los tejidos. Muchos mediadores clave han sido identificados en el cartílago para ambos procesos. La inflamación está ligada a sustancias inflamatorias, como interleuquina 1-b, la expresión de COX-2 y prostaglandina E2 y producción de óxido nítrico. La degradación de los tejidos (catabolismo) resulta un desbalance con la formación (anabolismo) (58). La síntesis de enzimas catabólicas como las metaloproteinasas de matriz y las agrecanasas está incrementada y esto resulta en la degradación de los componentes de la matriz como el proteoglicano y el colágeno tipo II. En paralelo, la producción de los componentes de la matriz decrece. La inflamación está directamente relacionada con la degradación del cartílago. Además, el hueso subcondral es el sitio de un fuerte proceso de remodelación resultado en esclerosis ósea. Todos estos factores producen la pérdida de integridad y de la función articular.

Dada la ausencia de un agente que cure la enfermedad, los objetivos principales del tratamiento de la artrosis son reducir los síntomas, minimizar la incapacidad funcional y limitar la progresión de los cambios estructurales. El tratamiento farmacológico convencional consiste en acetaminofeno, drogas antinflamatorias no esteroideas (AINES), corticoides intraarticulares y hialuronatos, glucosamina y/o condrointinsulfato, y analgésicos opioides para el tratamiento del dolor refractario. Muchos de estos tratamientos farmacológicos orientados a aliviar los síntomas presentan efectos adversos serios y el riesgo de eventos gastrointestinales o cardiovasculares.

Las intervenciones no farmacológicas incluyen educación y autocontrol, contacto telefónico regular, derivación a un fisioterapeuta, ejercicios aeróbicos, de fortalecimiento muscular con ejercicios en agua, reducción de peso, ayudas para caminar, rodilleras, calzado y plantillas, estimulación nerviosa eléctrica transcutánea y acupuntura (59).

Hay una fuerte necesidad de prevención de artrosis. El primer paso pasa por un estilo de vida saludable, pérdida de peso y nutrición, con nutrientes específicos que podrían ayudar a lograr este objetivo.

El hidrolizado de colágeno (CM) es un producto que ha sido utilizado desde hace mucho tiempo de manera empírica. Sin embargo, estudios recientes han demostrado que el hidrolizado de colágeno induce síntesis de colágeno tipo II y proteoglicanos en la matriz extracelular de manera dosis-dependiente, es decir que, a mayor dosis de hidrolizado de colágeno, mayor es la producción de esas sustancias. El hidrolizado enzimático de colágeno administrado por vía oral se absorbe y distribuye en los cartílagos articulares y ha demostrado su eficacia como condroprotector. En un modelo experimental de osteoartritis, la administración oral de CM reduce el desarrollo y la progresión del daño articular. Hay reportes clínicos y observaciones que sugieren que el hidrolizado de colágeno puede beneficiar los síntomas de artrosis.

Varios estudios clínicos demostraron efectos positivos de los CM sobre la regeneración de tejidos articulares.

Los estudios clínicos sugieren que la ingestión de CM reduce el dolor en pacientes con osteoartritis de rodilla o cadera y la concentración en sangre de hidroxiprolina aumenta. Una revisión bibliográfica exhaustiva publicada en una revista internacional en el 2000 concluye que el hidrolisado de colágeno es de interés como agente terapéutico para uso en el tratamiento de la osteoartritis y de la osteoporosis. Su alto nivel de la seguridad lo hace atractivo como agente para el uso a largo plazo en estos trastornos crónicos (60).

Estudios in vitro demostraron que condrocitos cultivados con CM estimula la biosíntesis de colágeno tipo II.Un trabajo de Oesser demostró que el CM estimula la biosíntesis de colágeno en pacientes con osteoartrosis (61). En el año 2011 se publicó un estudio diseñado para determinar si uno de los dos enfoques de imágenes por resonancia magnética es una imagen de resonancia magnética mejorada con gadolinio del cartílago (dGEMRIC) puede detectar cambios a corto plazo en el cartílago hialino de la rodilla entre las personas que toman una formulación de CM (62). De una muestra de 30 sujetos asignados al azar, la puntuación dGEMRIC aumentó en las regiones tibiales medial y lateral de interés en los participantes asignados a CM y disminuyó en el brazo de placebo con los cambios entre los dos grupos a las 24 semanas alcanzando significación estadística. Estos hallazgos demuestran que esta técnica puede determinar diferencias significativas entre pacientes que reciben CM respecto de los que no.

Un trabajo del 2012 mostró que la administración oral de un suplemento que contiene CM combinado con ácido hialurónico durante 90 días consecutivos es eficaz, mejorando la capacidad funcional de la articulación y disminuyendo el dolor en individuos activos con gonartrosis. (63)

Por estas razones es que actualmente CM se utiliza ampliamente en patologías articulares. En nuestra experiencia clínica, hemos notado que CM o la combinación orientada al tratamiento de enfermedades articulares conocida como Bioartrón (BR) mejora significativamente el estado clínico de los pacientes con osteoartrosis. La mayor parte de los pacientes que nos visitan con esta dolencia son mayores de 50 años y, sobre todo, mujeres. En casi todos los casos los resultados son significativos, mejorando no solamente desde el punto de vista clínico sino también desde el punto de vista radiológico.

Artritis
La artritis reumatoide es una enfermedad de alta incidencia en

población general (aproximadamente 1 %) que se presenta con dolor e inflamación en las articulaciones altamente invalidante que no presenta tratamiento efectivo a la fecha (64). Se considera una patología de origen autoinmune sin causa determinada, aunque hay ciertos factores predisponentes como marcadores genéticos, alteraciones de linfocitos, infecciones virales previas, edad y sexo. Los tratamientos de elección son corticoides, anti-inflamatorios no esteroides u otros medicamentos conocidos como DMARDs (drogas modificadoras de enfermedades reumáticas, por sus siglas en inglés), que pueden reducir la respuesta inflamatoria y de esta manera controlar parcialmente el avance de la enfermedad. Los corticoides pueden reducir la inflamación y mejorar el estado del paciente, pero presentan efectos secundarios como osteoporosis, diabetes, aumento de peso, cataratas, entre otros. Los anti-inflamatorios no-esteroides reducen el dolor y la inflamación, pero su uso a largo plazo y en dosis elevadas pueden producir úlceras gástricas, dolores de cabeza y mareos, alteraciones de la coagulación, entre otros (65). Además, no deben usarse como única terapia sino como complementos. Actualmente se encuentran muy en boga los tratamientos llamados biológicos, que se trata de diferentes anticuerpos monoclonales que bloquean específicamente ciertas moléculas que intervienen en la fisiopatología de la enfermedad como anti-factor de necrosis tumoral (TNF), anti-interleuquina 1, anti-CD4, anti-receptores celulares, etc (66). La respuesta de estos tratamientos es bastante buena en general, pero presenta en algunos casos efectos secundarios como aumento de infecciones oportunistas, intolerancia gástrica, entre otras además de su alto costo dado que se trata de anticuerpos monoclonales elaborados con ingeniería molecular. Lo que proponemos a través de la administración de CM o BR consiste en producir inmunomodulación específica por reinducción de tolerancia, según propusimos en el capítulo 6.

Se ha demostrado en ensayos con animales y estudios con seres humanos que la inducción de tolerancia oral puede ser eficaz para el tratamiento de patologías autoinmunes (45, 46, 48). Los estudios realizados en modelos animales con colágeno tipo II bovino o fracciones inmunógenas del mismo indujeron tolerancia oral (67). También se demostró que la tolerización de ratones con colágeno tipo II (CII) reduce la inflamación articular, aumenta las concentraciones séricas de IgG1 y disminuye las concentraciones séricas de IgG2a, lo que sugiere que los ratones tolerizados tienen un estado antiinflamatorio superior al de los ratones no tolerizados (68). La respuesta proliferativa de las células T a la CII se suprimió en animales tolerizados, y la producción de IL-10 y TGF- por los linfocitos mononucleares fue elevada.

En pacientes, un trabajo piloto abierto de Trentham (69), en diez casos con colágeno, informó una mejora del 50%, o más, en el número de articulaciones inflamadas y el número de articulaciones dolorosas, así como dos de los parámetros siguiente: rigidez mañana, tiempo de caminata de 15 metros, fuerza de agarre, opinión general del médico o del paciente, persistiendo al menos dos meses después del período de tratamiento en seis de cada diez pacientes y remisión completa en un caso persistiendo 26 meses después protocolo de tolerancia oral. Cuatro pacientes en este estudio piloto recayeron tres meses después de detenerse y se reiniciaron con éxito. El estudio de la artritis juvenil crónica involucró a un número muy pequeño de individuos (n = 10) con varias formas de poliartritis juvenil, de acuerdo con el mismo protocolo de administración que en el estudio de Trentham et al. desde 1993 (70). Los resultados se consideraron favorables en ocho casos con una disminución en el número de articulaciones inflamadas y el número de articulaciones dolorosas: en promedio, una disminución del 69% y del 54% en comparación con el recuento realizado al comienzo del estudio. Seis pacientes tuvieron una reducción de más del 33% en estos dos índices después de tres meses.
En cuanto a los estudios realizados en humanos con colágeno tipo II bovino o de pollo fueron en general positivos, aunque se realizaron en un pequeño número de pacientes (54).

En la Universidad Nacional de Rosario (Argentina) realizamos juntos con la Dra. Sara Feldman, del Laboratorio de Biología Osteoarticular, Ingeniería de Tejidos y Terapias Emergentes (LABOATEM), una serie de estudios que fueron publicados en revistas internacionales. El objetivo del primer estudio fue evaluar la eficacia de péptidos provenientes de un hidrolizado enzimático de colágeno (CM) para el tratamiento de artritis reumatoide en un modelo de artritis experimental (AAE) en conejos (71). Los animales AAE presentaron inflamación y dolor dentro del primer mes de la inmunización primaria que fue revertida en el grupo AAE + CM. El grupo control mostró un tejido sinovial normal sin afecciones de ningún tipo. El grupo AAE reveló un proceso inflamatorio severo con hiperplasia sinovial, infiltrado de linfocitos y proliferación vascular. El grupo tratado redujo la inflamación, proliferación linfocítica y neoangiogénesis significativamente. Los conejos artríticos incrementaron significativamente los niveles marcadores inflamatorios como óxido nítrico, interferon γ (INF-γ) y factor de necrosis tumoral β (TNF-β) respecto del control y redujeron significativamente los niveles de interleukina 4 (IL-4). El tratamiento mostró una reducción significativa de óxido nítrico, IFN-γ y TNF-β y un aumento de IL-4 (Figura 2) . Este trabajo sugiere que esta terapia podría resultar útil en el aspecto clínico y en los parámetros bioquímicos y específicamente la respuesta inmune (71).

El segundo trabajo tuvo como objetivo confirmar si el tratamiento concomitante con vitamina D3 (un inmunomodulador) sinergiza con la tolerancia oral inducida por CM en el mismo modelo experimental anterior (72). Las observaciones clínicas de este fenómeno indican que el tratamiento simultáneo de CM con vitamina D3 comparado con el grupo no tratado de animales artríticos y con los que recibieron el tratamiento por separado. El tratamiento con CM disminuye los niveles de citoquinas proinflamatorias y sinergiza sus efectos significativamente cuando se utiliza

simultáneamente con vitamina D3. Los estudios anatomo-
patológicos en el grupo que recibieron ambos tratamientos
simultáneamente mostraron tejido sinovial sin infiltración de
linfocitos y plasmocitos, y sin proliferación vascular. Por eso
proponemos que la administración de hidrolizado de colágeno
con vitamina D 3 podría mejorar el efecto inmunomodulador
sobre el proceso artrítico.

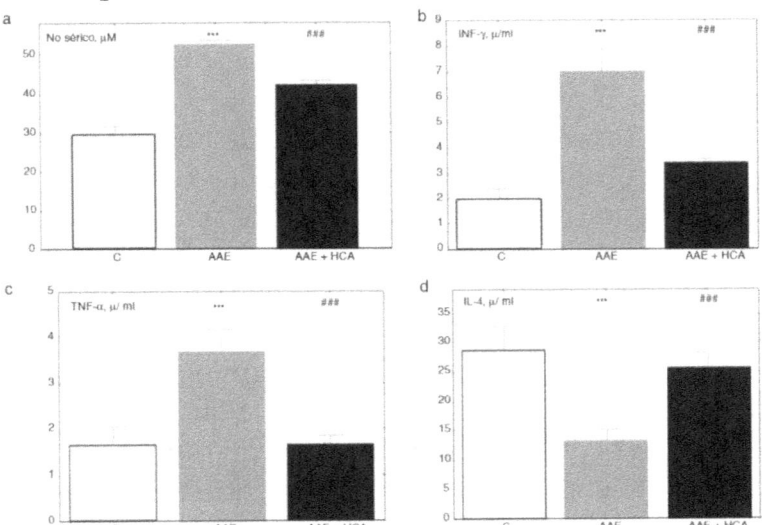

Figura 2 – Marcadores inflamatorios (Oxido Nítrico, No; INF-γ; TNF-α) y antiinflamatorios (IL-4) en un modelo en conejos para control (blanco), enfermo (gris) y tratado (negro). Tomado de Abramson DB et al (71).

El Dr. Antonio Guillermo Báez, director del Grupo de
Investigación en Enfermedades Moleculares e Inmunológicas
(GIEMI) tiene un registro muy importante de casos de pacientes
con artritis reumatoide. En general, llegan pacientes con artritis
reumatoide de larga data (10 años de evolución o más), sin
respuesta favorable con los fármacos de elección en la clínica,
sean modificadores de la respuesta (DMARs), corticoides y/o
AINEs. El dolor es muy significativo, así como la incapacidad
para desplazarse o para realizar actividades cotidianas. No son
pocos los que acuden en sillas de ruedas o con bastones, con
ayuda de sus acompañantes. En estos casos se le indica BR,
adicionado al tratamiento con el que llega al consultorio.
Normalmente no se le retira de golpe la medicación que trae

debido a que tanto el metrotexate como los corticoides que se indican en dosis altas puede ocasionar mayor daño. La respuesta se observa generalmente en la segunda visita, que se programa usualmente al mes siguiente. El dolor va cediendo visita a visita, entre los tres y cuatro meses el paciente viene sin dolor y con buena mejoría en su desplazamiento. La evaluación que se realiza no es sólo clínica, sino que también se evalúan los indicadores de laboratorio, especialmente los que indican inflamación, como la velocidad de sedimentación globular (VSG) y la proteína C reactiva (PCR). También son útiles anticuerpos específicos como el factor antinúcleo (FAN), la prueba del látex y el anticuerpo citrulinado cíclico, también llamado anti-citrulina, que es marcador específico de artritis reumatoide. Estos estudios se piden al inicio y en la tercera visita y sirven para tener una idea inicial y ver cómo evoluciona el paciente desde un punto de vista más objetivo. Se observa en estos casos que todos los indicadores van bajando hasta llegar a la normalidad, entre los 6 y 9 meses. A medida que se ve mejoría tanto clínica como de laboratorio se van retirando gradualmente tanto el metrotexate como los corticoides, hasta eliminarlos por completo.

En estos casos el tratamiento suele ser prolongado, dado que se trata de patologías crónicas, sin tratamiento eficaz hasta el momento. Otro punto importante es que hay que tener un esquema de mantenimiento a largo plazo, teniendo en cuenta que no estamos curando la enfermedad, sino que suprimimos la respuesta inmunológica específicamente. Normalmente los pacientes se mantienen en muy buenas condiciones, llevando una vida normal, pero hay que tener en cuenta que infecciones oportunistas bacterianas o virales, o alteraciones nerviosas debido a stress o contaminación pueden reactivar el cuadro. Esto lo tiene que saber el paciente, porque una visita rápida puede hacer que revirtamos este cuadro muy fácilmente. Los tratamientos de mantenimiento suelen ser un vial cada tercer día (día por medio), en lugar de uno diario, como es el esquema habitual.

Esta experiencia nos animó a efectuar con el mismo Dr Báez un estudio piloto, con el fin de evaluar más objetivamente la inflamación y algunos parámetros bioquímicos en pacientes con AR tratados con BR que no respondieron satisfactoriamente a los tratamientos con corticoides e inmunosupresores. Se midió el número de articulaciones afectadas en 20 pacientes con diagnóstico de AR de acuerdo con los criterios de la American Reumatology Asociation (73) (15 mujeres (edad promedio 54 años) y 5 hombres (60 años), tratados previamente con corticoides e metrotexate a dosis terapéutica un período mínimo de 6 meses, sin resultados positivos. Estos pacientes concurrieron al consultorio buscando algún tipo de respuesta a su dolencia. El tratamiento consistió en la administración durante 120 días péptidos de BR por vía oral (5 ml diarios de una solución 10% p/v), y se evaluaron la cantidad de números de articulaciones afectadas a los 30, 60, 90 y 120 días de tratamiento. Se consideraron las articulaciones de miembros superiores e inferiores, como hombros, codos, manos, caderas, rodillas y pies. El examen de laboratorio, incluyo biometría hemática (hemograma), velocidad de sedimentación globular (VSG), proteína C reactiva (PCR), factor antinúcleo (FAN) y prueba de látex.

Al comienzo del estudio los pacientes presentaban 44 articulaciones afectadas (2.2 promedio por paciente), a los 60 días 26 (1.3), a los 90 días 13 (0.65) y a los 120 días 8 (0.4) respectivamente. La biometría hemática fue normal para todos los pacientes durante todo el tratamiento. La VSG promedio a los 30 días fue de 52 ± 15 , reduciéndose significativamente a los 60 días a 21 ± 7 ($p<0.05$), a los 90 días a 15.00 ± 4 ($p=0.01$) y a los 120 a 11 ± 3 ($p < 0.01$). El patrón de FAN homogéneo se redujo significativamente de 1/40 promedio (30 días) a 1/16 promedio (90 y 120 días, $p<0.05$). Los valores de PCR y látex no variaron. A los 30 días de iniciado el tratamiento, se fueron reduciendo las dosis de los corticoides y el metrotexate, hasta suspenderlas totalmente a los 6 meses aproximadamente, dependiendo de la evolución de cada paciente (74).

En otro estudio posterior con el Dr. Báez, más sistemático, se seleccionaron también 20 pacientes con diagnóstico de artritis reumatoide de acuerdo con los criterios de la ARA, 15 mujeres (edad promedio 54 años) y 5 hombres (edad promedio 60 años) fueron divididos en dos grupos: 1. Tratamiento con metrotrexate (entre 7.5 y 15 mg/semana) y ac. Fólico + corticoides (10mg/día de prednisona) y 2. El mismo tratamiento agregando BR vía oral (5 ml por día). Aclaremos que este protocolo pertenecía al Proyecto de Tesis del Dr. Báez y fue a aprobado por la Comisión de Bioética de la Facultad de Ciencias Médicas de la Universidad Nacional de Rosario. Los principios de bioética indican que debe sumistrarse al paciente el tratamiento convencional de elección, por lo que esta se mantuvo durante todo el período de tratamiento. Se realizaron evaluaciones por medio de tests validados internacionalmente, como el Disease Activity Score, en su versión simplificada, conocida como DAS28 y Health Activity Questioner – 20 Disability Scale, conocido como HAQ. El DAS28 (75) involucra el número de articulaciones dolorosas, el número de articulaciones inflamadas, la VSG y una escala de 10 cm donde el paciente indica como se siente, colocando un punto dentro de esa escala, cuanto más a la derecha mejor y cuanto más a la izquierda peor, y se miden en centímetros.

El HAQ (76) involucra una serie de 20 items de actividades diarias en donde se pregunta si el paciente los puede realizar en una escala desde "sin dificultad" hasta "no puede realizarlo". De este modo obtenemos dos scores de evaluación clínica. Adicionalmente, se realizaron determinaciones de IgG anti-proteína citrulinada, marcador específico de artritis reumatoide (77).
La evolución del DAS28 indicó una mejoría desde un valor superior a 7 hasta valores de 5 con el tratamiento convencional y 4 para el que recibió, además, Bioartrón. El HAQ varió de manera similar en ambos grupos, desde un valor promedio de 2 hasta un valor inferior a 1. Los valores de proteína citrulinada se redujeron moderadamente en el grupo control (29 vs 19) pero el grupo que recibió Bioartrón, VSG y FAN se redujeron

significativamente desde valores similares al grupo control hasta valores menores de 5.

A la luz de estos resultados obtenidos podemos afirmar que la administración CM o BR indujo algún grado de tolerancia inmunológica, lo que permitió la mejoría clínica y de laboratorio. Estos hallazgos confirman lo que venimos observando en la clínica desde hace más de 30 años. El tratamiento con hidrolizados de proteínas nos ha resultado muy eficaz para pacientes con artritis reumatoide, con evolución de larga data sin tratamiento efectivo. Ya veremos más adelante como podemos tratar otras enfermedades autoinmunes con un esquema similar.

Capítulo 9. Enfermedades neurológicas

Las patologías neurológicas comprenden el conjunto de enfermedades que afectan al sistema nervioso central (el cerebro y la medula espinal) y el sistema nervioso periférico (los músculos y los nervios). Las enfermedades más frecuentes y conocidas por la población son la demencia (la enfermedad de Alzheimer, la demencia vascular y otras), el ictus (el infarto y la hemorragia cerebral), la epilepsia, la enfermedad de Parkinson, la esclerosis múltiple, la migraña y los traumatismos craneoencefálicos (78). También forman parte de este grupo otras enfermedades degenerativas y neuromusculares (la esclerosis lateral amiotrófica, las distrofias musculares, las distonias, las neuropatías, las miopatías, etc.) aunque son menos habituales.

Constituyen un conjunto de enfermedades muy frecuentes que afectan tanto a las personas jóvenes como, y de forma muy especial, a las de edad avanzada. Además, pueden llegar a mermar de forma muy grave muchas de nuestras capacidades (el movimiento, la memoria y el pensamiento, el lenguaje, etc) por lo que sus consecuencias llegan a impedir a muchos de los enfermos realizar incluso las actividades más básicas de la vida diaria: ocasionan muy frecuentemente discapacidad y dependencia (78).

Los neuropéptidos de mamíferos se descubrieron por primera vez mediante la extracción de grandes cantidades (cientos de kilos) de intestino o cerebro, o de miles de fragmentos hipotalámicos (79). Los neuropéptidos tienen de 3 a 100 residuos de aminoácidos de longitud y hasta 50 veces más grandes que los neurotransmisores clásicos. La investigación sobre neuropéptidos se ha llevado a cabo de manera seria y enfocada durante aproximadamente 30 años. Un gran impulso fue la demostración de Guillemin, Vale y colaboradores, así como de

Schally, Arimura y colegas de que la mayoría de las hormonas liberadoras e inhibidoras hipotalámicas podían identificarse químicamente como péptidos pequeños (80). Las funciones de los neuropéptidos pueden ir desde neurotransmisores a factores de crecimiento (79). Los neuropéptidos son peculiares porque coexisten con neurotransmisores clásicos y tienen receptores expresados en regiones del cerebro identificadas como importantes fisiológica y patofisiológicamente (81). Por lo tanto, se puede argumentar que utilizar neuropéptidos puede ser más sutil que desarrollar los fármacos dirigidos a receptores de neurotransmisores clásicos (81). Esto sugiere que uno puede apuntar a los receptores de neuropéptidos para modificar la actividad de las neuronas en estas regiones cerebrales seleccionadas para lograr efectos terapéuticos que pueden estar mediados por péptidos y así afectar también a los sistemas de neurotransmisores más clásicos (81).

El lisado de cerebro CP contiene aminoácidos libres y neuropéptidos de bajo peso molecular biológicamente activos que pueden atravesar fácilmente la barrera hematoencefálica. Se cree que imita los efectos de los factores neurotróficos endógenos y bloquea la cascada patológica de enfermedades neurodegenerativas y trastornos cerebrovasculares (82). Los mecanismos específicos de neuroprotección aún se desconocen (83). Sin embargo, existe evidencia de que CP tiene efectos neurotróficos que son similares a los factores de crecimiento (83). CP previno la degeneración y atrofia de las neuronas colinérgicas del núcleo septal medial después de las transecciones axonales (84). Se describieron efectos positivos sobre el aprendizaje y la memoria espacial en ratas con lesiones cerebrales en varias regiones (85). Nosotros utilizamos CP en diferentes condiciones neurológicas, siendo uno de los lisados de mayor aplicación clínica, luego del Bioartrón.

La demencia y los trastornos cognitivos.
La demencia es un grupo de enfermedades degenerativas que ocasiona trastornos graves de memoria y pérdida de

capacidades intelectuales, con olvidos, desorientación temporal y espacial, alteraciones del comportamiento y del lenguaje, que va interfiriendo progresivamente en las actividades cotidianas del paciente hasta hacerle completamente dependiente. Estas enfermedades son progresivas y en un tiempo variable ocasionan la muerte del paciente (86). La mayor parte de las demencias son debidas a la enfermedad de Alzheimer pero también puede aparecer como secuela de una enfermedad cerebrovascular, la llamada demencia vascular, que es la segunda causa más frecuente de demencia. Además, otras enfermedades degenerativas del sistema nervioso pueden presentar, a lo largo de su evolución, una demencia.

La enfermedad de Alzheimer se caracteriza clínicamente por una progresiva e irreversible pérdida de las capacidades cognitivas y funcionales e histológicamente por la acumulación masiva de estructuras patológicas diseminadas en gran parte de la corteza cerebral y el hipocampo, llamadas placas neuríticas (PN) y ovillos neurofibrilares (ONF) (87). Las primeras representan depósitos masivos de filamentos insolubles, extracelulares y formados principalmente por el péptido β amiloide, mientras que las segundas son agregados intracitoplasmáticos derivados de la proteína tau. Todavía no se ha logrado determinar completamente el proceso etiopatogénico global de la enfermedad, pero se considera que sería consecuencia de una compleja interacción entre susceptibilidad genética, envejecimiento y diversos factores medioambientales y de estilo de vida. Hasta ahora ha prevalecido la hipótesis de la cascada amiloídea como la explicación causal posible de los hallazgos neuropatológicos descritos. Esta secuencia de eventos patológicos se iniciaría con el clivaje anormal de la proteína precursora del amiloide (APP) lo que origina la formación del péptido β amiloide, previo tránsito por estructuras intermedias como los oligómeros que serían los verdaderos responsables de la neurotoxicidad y la adición posterior de fenómenos inflamatorios, vasculares y de stress oxidativo que finalmente contribuirían a la disfunción neuronal y pérdida sináptica propia de la enfermedad. Los anticolinesterásicos (AChEI), que inhiben la degradación de la acetilcolina a nivel del espacio sináptico permitiendo mayor disponibilidad de ésta, son considerados como terapia específica de la EA desde 1986, cuando Summers y colaboradores publican un estudio abierto efectuado con tacrina, en 17 pacientes, en que logran demostrar por primera vez en demencia una mejoría cognitiva significativa. No obstante, este medicamento rápidamente cae en desuso por la frecuencia de administración requerida, por sus frecuentes efectos gastrointestinales y por el riesgo de hepatotoxicidad, lo que condujo a un rápido reemplazo por las drogas de segunda generación, donepezilo, rivastigmina y galantamina, las cuales ofrecen posologías más cómodas y evidente mejor tolerancia. La otra droga utilizada actualmente en el tratamiento de la EA es la memantina, aprobada por la FDA en el 2003 para ser empleada en Alzheimer moderada a severa. Actúa impidiendo por una parte la excito-toxicidad neuronal que provoca el exceso de glutamato en la neurodegeneración, que se traduce en incremento del calcio intracelular y por otra, promoviendo la actividad fisiológica al modular el receptor NMDA, involucrado en mecanismos de aprendizaje y memoria, aunque no se considera todavía como solución definitiva.

Los factores neurotróficos (86), reconocidos desde 1986 por el Premio Nobel otorgado a Rita Levi-Montalcini, son pequeños y versátiles biopéptidos que mantienen la sobrevida y función de poblaciones neuronales específicas. La sobrevida y plasticidad de las neuronas depende de señales extracelulares de los factores neurotróficos y factores asociados a la actividad trófica. El factor de crecimiento neuronal y el factor neurotrófico derivado del cerebro (NGF y BDNF, por sus siglas en inglés, respectivamente) promueven la sobrevida de grupos neuronales importantes en la EA, tales como los de algunas regiones del cerebro anterior, el hipocampo y la neocorteza. Como ya mencionamos previamente, CP es una preparación de neuropéptidos aminoácidos libres, que actúa de manera similar a factores neuro tróficos endógenos (88). Este compuesto tiene algunas funciones similares al NGF y otras propiedades plásticas reseñadas a continuación: 1) reactividad neuronal; 2) neurotrofismo; 3) neurogénesis; 4) efecto antiamiloidogénico y 5) efecto anti-neurofibrilar.

La reactividad neuronal se observó en ratones transgénicos con una mutación de una enzima que produce una enfermedad similar al Alzheimer. Estos animales fueron tratados con CP durante 6 meses y se encontró elevados rendimientos en el reconocimiento de plataformas en pruebas de laberinto sumergidas en agua. Este rendimiento fue similar al normal sin mutación. Los ratones transgénicos no tratados fallaron en todas las pruebas. (88). Un trabajo encontró que el lisado de cerebro promueve el crecimiento neurítico y la regeneración de las fibras colinérgicas (89). Se ha observado también una disminución del proceso de apoptosis y de la actividad de enzima caspasa-3 en células neuronales progenitoras y en neuronas de ratones transgénicos (90). Uno de los hallazgos más interesantes del tratamiento con CP en este tipo de animales es su acción sobre depósitos cerebrales del péptido amiloide β. A este respecto, en el cerebro de los animales tratados con este producto se encontró una dramática reducción de la densidad de estas lesiones (89). También ha sido demostrado que el tratamiento con CP reduce la fosforilación de la proteína tau en los ratones transgénicos (90).

Estudios clínicos recientes han demostrado que CP mejora los síntomas en pacientes con demencia por Alzheimer y con demencia vascular. En un metaanálisis publicado, en que se incluyeron seis ensayos clínicos aleatorizados y controlados, con 772 sujetos, se concluyó que el CP podría mejorar significativamente los scores de impresión clínica global en pacientes con enfermedad de Alzheimer leve a moderada (91).

En nuestra experiencia clínica la respuesta en pacientes con enfermedad de Alzheimer ha sido buena, ya que, en general, se mejora el estado clínico del paciente, independientemente de su estadío. Obviamente, la respuesta es mejor cuando el alzheimer es leve o moderado. Se puede considerar también CP como preventivo, ya que es un neurotrófico que induce reactividad neuronal, neurogénesis y neurotrofismo.

Las enfermedades cerebrovasculares
Las enfermedades cerebrovasculares son eventos patológicos vasculares que afectan la irrigación del cerebro. Las más importantes son el ataque isquémico transitorio, el ictus y la demencia vascular. El ictus es la aparición de un déficit neurológico producido por un infarto o una hemorragia cerebral. Los síntomas pueden ser variados (pérdida de fuerza o de sensibilidad, dificultades en el lenguaje, la marcha o la visión, etc.) y es muy importante su reconocimiento precoz para acudir rápidamente a un centro hospitalario. Las causas más frecuentes de los ictus están relacionadas con los factores de riesgo vascular (la hipertensión arterial, la diabetes, la hipercolesterolemia, el tabaquismo, cardiopatía u obesidad). Todos ellos son factores controlables por lo que esta enfermedad es prevenible. Por otra parte, en los últimos años, tratamientos como la trombólisis y el manejo en las Unidades de Ictus han demostrado que pueden salvar la vida o evitar las secuelas graves. En ambos casos, el paciente ha de ser tratado de forma urgente por el neurólogo y en un medio hospitalario con los medios adecuados. El ictus es una enfermedad más frecuente en pacientes mayores de 65 años, pero también puede afectar a jóvenes o incluso niños.

El uso de CP en accidente cerebro vascular ha sido promisorio tanto en modelos animales como en humanos. El tratamiento con CP iniciado 24 horas post-ACV en ratas mejora significativamente el score de severidad neurológica, la prueba que evaluó las fallas cometidas con los pies al desplazarse y el déficit somatosensorial entre los días 21 y 28 comparado con el grupo ACV sin tratamiento. Interesantemente, estos investigadores encontraron que el CP mejora el resultado neurológico en relación con las dosis (92).

En un estudio controlado randomizado, doble ciego, 46 pacientes que tuvieron ACV agudo fueron divididos en dos grupos que recibió lisado de cerebro o placebo, junto con 100 mg de aspirina diariamente. Todos los pacientes fueron examinados usando la Escala de Accidentes Cerebrovasculares de los Institutos Nacionales de Salud y el Doppler transcraneal para medir la velocidad de flujo promedio y el índice de pulsatilidad (PI) de sus arterias cerebrales al inicio del estudio, así como en los días 30, 60 y 90 La escala de accidentes cerebrovasculares de los Institutos Nacionales de Salud fue significativamente menor en el grupo CP en comparación con el grupo de placebo el día 60 y el día 90. La mediana de PI en la arteria cerebral media derecha fue significativamente menor en el grupo CP en comparación con el grupo de placebo en los días 30, 60 y 90 (93).

Un estudio retrospectivo sugiere que CP puede mejorar el nivel de conciencia en pacientes con accidente cerebrovascular con afectación mínima o leve (94).

Un estudio encontró una reducción de espasticidad y una mejora de la fuerza muscular mayor de un 70 %, al mismo tiempo de que mejora la motivación y el estado de ánimo (95).

Un estudio más complejo mostró que CP mejoró la lesión por isquemia cerebral mediante la reducción de la neuroinflamación en parte a través de la activación de la vía molecular denominada CREB / PGC-1α y puede desempeñar un papel terapéutico como agente anti-neuroinflamatorio en los trastornos cerebrales asociados con la neuroinflamación (96).

Estos resultados tanto en animales como en ensayos clínicos avalan nuestra experiencia de más de 30 años en la recuperación de pacientes con enfermedad cerebro-vascular.

Otro hidrolisado con biopéptidos naturales que puede coadyuvar en este tipo de patologías es el de hígado (HP). Estudios recientes han demostrado que HP (del cual hablaremos específicamente más adelante) puede tener efectos neurogénicos en el giro dentado del hipocampo, estimulando adenosin-monofosfato quinasa (AMPK) y el factor neurotrófico derivado del cerebro (97-98). Este hallazgo lo hace interesante complemento de CP en afecciones cerebrovasculares.

La enfermedad de Parkinson
La enfermedad de Parkinson (EP) es otra de las enfermedades neurológicas más discapacitantes. Los pacientes presentan temblor y grandes dificultades para moverse: desde caminar hasta vestirse o girar en la cama. Es una enfermedad degenerativa, que puede terminar ocasionando en la práctica inmovilidad del paciente. Hoy en día, se disponen de múltiples tratamientos con fármacos que ayudan mucho al control de los síntomas de la enfermedad y también el tratamiento quirúrgico ofrece ya beneficios muy importantes en los pacientes. No todos los pacientes presentan en mismo grado de afectación, de forma que sólo un porcentaje de estos se encuentran en situación de dependencia importante. Existen neuropéptidos que presentan actividades neuroprotectoras y antiinflamatorias en modelos de enfermedad de Parkinson, ya que mejoran las funciones cognitivas, disminuyen los niveles de neuroinflamación y promueven la supervivencia neuronal dopaminérgica.

Se ha investigado la combinación de células madre neuronales junto con CP en un modelo animal. Cuando se aplicaron solamente células madre se observó que las células injertadas morían. La aplicación de CP permitió la supervivencia de las células madre y mejorar el déficit de comportamiento. En otro modelo animal de enfermedad de Parkinson se observó que los animales que recibieron CP se restauró los niveles de dopamina en el cerebro medio y el cuerpo estriado. Además de la recuperación registrada de los parámetros bioquímicos, hubo una mejora paralela en los aspectos conductuales del animal. Los hallazgos de este estudio proporcionan evidencia del prometedor efecto terapéutico del CP en el presente modelo de en ratas, al contrarrestar el estrés oxidativo, reponer el contenido de dopamina y mejorar los resultados conductuales (99). El tratamiento de animales parkinsonianos con CP logró restaurar los niveles de dopamina en el mesencéfalo y el cuerpo estriado (100). Además, normalizó los niveles aumentados de indicadores negativos como malonildialdehico y óxido nítrico registrados en los animales parkinsonianos y reponía el nivel disminuido de glutatión del mesencéfalo (100). Además de la recuperación registrada de los parámetros bioquímicos, hubo una mejora paralela en los aspectos de comportamiento del animal.

Nuestra experiencia en pacientes con enfermedad de Parkinson nos ha mostrado una buena respuesta en general. Utilizamos CP y ME, uno o dos viales diarios por al menos 10 meses. En los casos que tenemos registrados encontramos una reducción de la rigidez en el primer mes, siempre manteniendo la medicación de base. La evolución lleva bastante tiempo, pero de a poco van reduciendo los temblores, mejorando el equilibrio y con mejor estado de ánimo y expresión facial. En este caso no recomendamos retirar la medicación convencional, a menos que la mejoría sea muy significativa.

La migraña

La migraña es una enfermedad episódica. Se presenta en forma de crisis o ataques (la mayoría de los pacientes tienen entre 1 y 4 crisis al mes) que duran entre pocas horas hasta 2-3 días. Es un tipo común de dolor de cabeza que puede ocurrir con síntomas como náuseas, vómitos o sensibilidad a la luz. En muchas personas, se siente un dolor pulsátil únicamente en un lado de la cabeza. Algunas personas que padecen migrañas tienen síntomas de advertencia, llamados aura, antes de que comience el verdadero dolor de cabeza. Un aura es un grupo de síntomas, generalmente alteraciones en la visión, que sirven de signo de advertencia de que se va a presentar un terrible dolor de cabeza. Sin embargo, la mayoría de las personas no presentan tales signos de advertencia. La migraña es una enfermedad muy frecuente. Aproximadamente afecta al 16% de las mujeres y al 8% de los hombres.

El único estudio publicado hasta el momento en un modelo animal de migraña inducido por nitroglicerina tratado con CP mejoró significativamente los síntomas, reduciendo la hiperalgesia (101). Desde el punto de vista molecular redujo las citoquinas pro-inflamatorias, lo que confirma los hallazgos clínicos.

En nuestra experiencia, el efecto de CP en pacientes con migraña de larga data es realmente muy impactante. El tratamiento suele prolongarse al menos por tres meses, para evitar crisis y, muchas veces, deben realizar tratamientos periódicos para que esto se confirme a largo plazo.

La epilepsia
La epilepsia es otra de las enfermedades neurológicas comunes. Consiste en la aparición repetida de convulsiones que pueden ser de distinto tipo. Su causa puede ser idiopática, debida a alguna alteración cerebral (las malformaciones, alteraciones congénitas) y otras veces resulta ser una secuela o acompañante de alguna otra enfermedad neurológica (por ejemplo, el ictus, los traumatismos craneoencefálicos o la demencia). Actualmente, se dispone de múltiples fármacos que resultan muy eficaces para controlar los ataques, pero un pequeño porcentaje de pacientes resulta resistente a los mismos y puede necesitar cirugía. La epilepsia, además, puede afectar de forma muy importante a algunos aspectos concretos de la vida cotidiana: conducir, practicar determinados deportes o incluso algunas actividades laborales, están, a veces, seriamente limitadas, en estrecha relación con la gravedad de la enfermedad.
En cuanto la terapéutica con biopéptidos de CP, se ha demostrado que algunos neuropéptidos, como la grelina, tiene efectos anticonvulsivantes en modelos de epilepsia. Respecto de CP en sí, se ha observado que previene alteraciones neuronales y mejora la memoria y el proceso de aprendizaje.
Un estudio en un modelo animal encontró que CP reduce la gravedad y la duración de las convulsiones y aumenta la tasa de

supervivencia de los animales. CP potencia la acción anticonvulsiva de la gabapentina y el valproato de sodio. El análisis neurohistológico ha demostrado que el modelo utilizado da como resultado el daño cerebral isquémico. CP minimiza sustancialmente la lesión isquémica de los neurocitos inducida por este modelo y contribuye a la restauración de la morfología del tejido cerebral (102).

Otro estudio en ratas epilépticas no encontró efecto anticonvulsivante con el tratamiento con CP, pero sí pareció atenuar el deterioro dendrítico causado por la epilepsia, que se asoció con un mejor rendimiento cognitivo de los animales tratados con CP en comparación con las ratas epilépticas tratadas con vehículo (103).

En nuestra práctica diaria, utilizamos CP como coadyuvante en el tratamiento. De este modo, hemos notado una reducción significativa en la frecuencia de convulsiones y un mejor estado general del paciente.

La esclerosis múltiple

La esclerosis múltiple es una enfermedad en la que la mielina del sistema nervioso central se daña en brotes sucesivos y va produciendo síntomas variados (pérdidas de fuerza o de sensibilidad, pérdida de visión y descoordinación, incontinencia urinaria) y a veces secuelas. Afecta muy especialmente a pacientes jóvenes a partir de los 20 años.

Se llama "esclerosis" porque como resultado de la enfermedad se forma un tejido parecido a una cicatriz ("escleroso") en ciertas áreas del cerebro y de la médula espinal. Se llama "múltiple" porque varias áreas del cerebro y de la médula espinal están afectadas. Como esta patología es de origen autoinmune y su tratamiento consiste en generar tolerancia a las proteínas blanco, hablaremos de ella más adelante, en el capítulo correspondiente a enfermedades autoinmunes.

Las enfermedades neuromusculares

Las enfermedades neuromusculares incluyen una gran variedad de estados, algunas de ellas de muy escasa frecuencia, lo que dificulta la realización de estudios completos sobre este grupo de enfermedades. Algunas de ellas, sin embargo, pueden llegar a ser bastante conocidas por la población general: Esclerosis lateral amiotrófica (ELA), Atrofias espinales, Distrofias musculares, Miastenia gravis. En general, la presencia de neuropéptidos induce un estímulo regenerativo importante, que permite una recuperación satisfactoria de estos estados patológicos. En algunos casos, como la ELA y la miastenia gravis, también tienen un origen autoinmune, por lo que serán abordados en el capítulo correspondiente.

Los traumatismos craneoencefálicos
El traumatismo craneoencefálico (TCE) es la lesión cerebral ocurrida como consecuencia de una fuerza externa. Sus causas son variadas (accidentes de tráfico, accidentes laborales, caídas accidentales, etc.) pero afectan especialmente a personas jóvenes y edad laboral, ocasionando graves interferencias, no sólo en la vida familiar sino también la personal y familiar. Las secuelas pueden afectar a cualquiera de las funciones cerebrales: motoras, sensitivas, cognitivas, de conducta, etc.
Existen varios estudios que evaluaron el efecto de CP en injuria traumática. Un metaanálisis reciente del año 2019 concluyó que el tratamiento con CP en pacientes con TCE está asociado con mejoramiento funcional evaluado por la Escala de resultados de Glasgow y modificaciones (104). Un estudio randomizado, doble ciego, contra placebo, demostró que CP tiene efectos positivos en pacientes con traumatismos cerebrales agudos, observándose los efectos neuroprotectores y neurotróficos demostrados previamente en otros trabajos. Los autores de este trabajo sugieren que la recuperación se estimuló en el grupo de tratamiento al reflejar los efectos de la actividad de defensa endógena postlesional del cerebro a través de una intervención biológica, no química.
Un estudio retrospectivo encontró que la administración de CP en pacientes con discapacidad grave después de una lesión traumática severa se asocia con una mejor recuperación funcional, una disminución de la tasa de mortalidad y un

aumento de los resultados favorables (105).
Nuestra experiencia, al igual de la de muchos médicos
allegados, nos muestra que la recuperación de pacientes con
traumatismos craneoencefálicos mejora mucho más
rápidamente que los que no reciben lisado de cerebro.

Depresión

La depresión es un trastorno cerebral expresado por las
interacciones de diversos mecanismos patogénicos
heterogéneos, y se ha argumentado que la inflamación puede
causar depresión. Específicamente, los pacientes deprimidos
han mostrado reducciones de volumen cerebral. La literatura ha
implicado regiones del cerebro como los ganglios basales, la
corteza frontal, la amígdala y el hipocampo. Además, la pérdida
de volumen cerebral podría deberse a la muerte de las células
cerebrales. La literatura también muestra varios factores además
de la pérdida de volumen cerebral que incluyen: factores
genéticos y no genéticos; efectos de las hormonas del estrés
sobre la depresión; efectos de diferentes monoaminas;
disfunción en regiones específicas del cerebro; hipótesis
neurotrófica; actividad GABAérgica disminuida;
desregulaciones del sistema de glutamato; y / o ritmos
circadianos dañados(106). Sin embargo, la depresión tiene
muchas más características multifactoriales que una enfermedad
inflamatoria primaria, y la hiperactividad de la respuesta
inflamatoria no es específica de la depresión. Una reducción de
la neurogénesis del hipocampo se asocia con depresión en
roedores adultos y humanos (107-109). Además, la evidencia
disponible indica que la depresión está estrechamente asociada
con cambios inflamatorios y activación de la microglía (110), que
se manifiestan en respuesta a niveles elevados de citocinas
inflamatorias (111). El funcionamiento de la microglía se ve
afectado por los sistemas de señalización asociados con la
depresión, a saber, el factor neurotrófico derivado del cerebro
(BDNF) (112), los glucocorticoides (113) y las monoaminas (114).
Estudios científicos sugieren que la neuroinflamación inducida
por microglia y la reducción de la neurogénesis del hipocampo

son factores importantes en el desarrollo de la depresión. Los antidepresivos mejoran la neurogénesis del hipocampo (115) y atenúan la neuroinflamación en el SNC (116). El tratamiento de los trastornos del estado de ánimo, incluidas la depresión y la ansiedad, depende fundamentalmente de la neurogénesis intacta del adulto en la circunvolución dentada del hipocampo (DG) (117-119). Por tanto, la estimulación de la neurogénesis y la atenuación de la neuroinflamación pueden ser importantes dianas farmacológicas para la modulación de los síntomas depresivos (119).

Otros investigadores han demostrado que la colitis experimental induce un comportamiento similar a la ansiedad o la depresión en ratones (120, 121). La inflamación periférica también puede explicar al menos algunos de los cambios neuroquímicos y de comportamiento asociados con la enfermedad inflamatoria crónica. De hecho, los pacientes con colitis inflamatoria tienen tasas más altas de patología psiquiátrica, incluido el trastorno obsesivo-compulsivo, el trastorno de pánico, la depresión y la ansiedad (122-124). Un trabajo que utilizó el modelo de colitis ulcerosa experimental en ratones evaluó la repercusión de este estado sobre parámetros cerebrales y si el lisado de hígado (HP) revierte estos efectos. Este estudio encontró que los ratones con colitis ulcerosa mostraron manifestaciones depresivas, y la administración de HP previno estos cambios. A nivel molecular, se sugiere que un comportamiento similar al depresivo inducido por la colitis puede estar asociado con una reducción de la neurogénesis en el giro dentado del hipocampo a través de la liberación de citocinas inflamatorias derivadas de la inflamación periférica (97). Además, varios estudios han indicado que los efectos antidepresivos en adultos son críticamente dependientes de la neurogénesis intacta y pueden estar mediados por la mejora de la neurogénesis en giro dentado. La neuroinflamación puede afectar negativamente muchas etapas de la neurogénesis en el cerebro de los mamíferos adultos, incluida la proliferación, diferenciación y supervivencia de neuronas recién formadas. Los pacientes con depresión muestran un aumento de las concentraciones en sangre de citoquinas proinflamatorias, incluidas IL-1β, IL-6 y TNF-α (126, 127). Los ratones con colitis redujeron la neurogénesis en el giro dentado del hipocampo y HP pudo prevenir este efecto. Este hallazgo sugiere HP contribuye a aumentar neurogénesis del hipocampo a través del aumento del nivel de BDNF y esto indujo el efecto antidepresivo.

Otro modelo de depresión en animales es el de bulbectomía olfatoria (OBX). Muchos estudios han revelado que los roedores OBX expresan diversos comportamientos anormales, como actividad sexual reducida, disfunción de la memoria y comportamiento depresivo, y cambios neuroquímicos como la reducción de monoaminas del hipocampo, neurogénesis, y los niveles de factor neurotrófico derivado del cerebro (BDNF) (98). Un trabajo muy interesante mostró que los ratones OBX tuvieron un comportamiento similar al depresivo en la prueba de suspensión de la cola y la reducción de la neurogénesis del hipocampo, mientras que estos cambios fueron revertidos por la HP. También se observó que el efecto de HP fue un aumento en el BDNF respecto de los animales OBX. Estos datos indican que la HP puede producir efectos antidepresivos a través de la señalización del hipocampo por una vía molecular bien definida, como es la que involucra al adenosin monofosfato cíclico (AMPK), al péptido BDNF y al gen CREB.

Toda esta evidencia tan concreta a nivel celular y molecular nos permite sostener que el uso de HP en pacientes depresivos es realmente promisorio. Su combinación con CP como neurotrófico y neuroprotector se indica en pacientes depresivos y con otras alteraciones psicológicas en donde la neurogénesis pueda estar inhibida.

10. Síndrome metabólico. Diabetes, dislipidemias, hipertensión arterial, enfermedades circulatorias

El Síndrome Metabólico fue descrito por primera vez por Reaven en 1988, quien lo llamó Síndrome X. Se trata de un conjunto de alteraciones metabólicas que están relacionadas con la resistencia insulínica y la obesidad abdominal. Según cifras de la Federación Internacional de Diabetes (IDF, por sus siglas en inglés), el 49.8% de los mexicanos mayores de 20 años padecen esta afección, que puede generar múltiples complicaciones en diferentes órganos e incluso la muerte (128). Existen varias definiciones de este síndrome, pero todas incluyen ciertos criterios básicos para diagnosticarlo, alteración de la tolerancia a la glucosa, resistencia insulínica a las cuales deben sumarse al menos dos de las siguientes manifestaciones: hipertensión arterial, dislipidemia, obesidad y microalbuminuria (129, 130).La obesidad abdominal es lo más característico y se evalúa mediante la medición de cintura o el índice cintura/cadera (ICC). La medición de cintura no debe exceder los 102 cm en hombres y 88 cm en mujeres. El ICC, que es un indicador de grasa abdominal, se obtiene midiendo el perímetro de la cintura a la altura de la última costilla flotante, y el perímetro máximo de la cadera a nivel de los glúteos. La OMS establece unos niveles normales para el ICC aproximados de 0,8 en mujeres y 1 en hombres; valores superiores indicarían obesidad abdominovisceral, lo cual indicaría un riesgo de síndrome metabólico. Otros puntos importantes de evaluar son el nivel en sangre de triglicéridos, colesterol HDL, glucosa y la presión arterial. La tabla I muestra los valores normales de estos parámetros. Si el paciente tiene 3 o más podemos decir que está afectado por síndrome metabólico.

SÍNDROME METABÓLICO. DIAGNÓSTICO SEGÚN EL NCEP – ATP III	
3 o más de los siguientes factores:	
• Obesidad abdominal	
CC(cm) Hombres	> 102
Mujeres	> 88
• Triglicéridos (mg/dl)	≥ 150
• C-HDL (Mg/dl)	
< 40	< 40
Mujeres	< 50
• P.Arterial (mm Hg)	≥ 130 / ≥ 85
• Glicemia (mg/dl)	≥ 110

Tabla 1. *Diagnóstico del Síndrome Metabólico según el National Cholesterol Education Program – Adult Treatment Panel III (JAMA 2001; 285:2486-97)*

Tabla I

La importancia clínica del Síndrome Metabólico se relaciona con su impacto en la morbimortalidad cardiovascular. Los pacientes con patología coronaria y síndrome metabólico tienen mayor número de lesiones coronarias con más del 50% de estenosis que los pacientes con patología coronaria sin síndrome metabólico. También hay una tendencia casi significativa a presentar mayores antecedentes de infarto de miocardio (128).

El tratamiento convencional se orienta a mejorar la resistencia insulínica y al tratamiento de la obesidad, promoviendo hábitos de vida saludables, como la alimentación apropiada y estímulo de la actividad física. También deben tomarse medidas para evitar las complicaciones cardiovasculares orientadas a reducir o mantener la tensión arterial en niveles normales y controlar el perfil lipídico (128). Estas orientaciones básicas suelen acompañarse, de ser necesario, por tratamientos farmacológicos.

Las drogas insulinosensibilizadoras, los antihipertensivos y los hipocolesterolemiantes forman parte de algunos de los elementos con lo que los médicos suelen utilizar para estos fines (128). Los péptidos bioactivos han demostrado ser efectivos en diabetes y en patologías cardiocirculatorias.

Sabemos que la angiotensina convertasa (ECA) es una enzima que cataliza el paso de Angiotensina 1 (sin actividad biológica) a

Angiotensina 2, que es un poderoso vasoconstrictor y que reduce la diuresis en general y la eliminación de sodio en particular. Además, inactiva la bradiquinina, que estimula la vasodilatación, la diuresis y la eliminación de sodio. Las sustancias inhibidoras de la ECA se usan para disminuir la presión arterial de los pacientes hipertensos. Al inhibir estos procesos, los inhibidores sintéticos de la ECA como captopril, enalapril, alacepril, lisinopril y ramipril se han utilizado ampliamente para el tratamiento clínico eficaz de la hipertensión y la insuficiencia cardíaca en humanos. Sin embargo, estas drogas sintéticas tienen varios efectos secundarios que incluyen diarrea, tos, alergias, alteraciones del gusto, erupciones cutáneas, insuficiencia renal y, en algunos casos, presión arterial excesivamente baja, es decir, hipotensión. Aunque la efectividad de la actividad inhibidora de la ECA puede no ser tan alta como la de las drogas sintéticas, muchos péptidos inhibidores de la ECA naturales aislados de diferentes proteínas alimentarias pueden aplicarse en la prevención de la hipertensión y en el tratamiento inicial de individuos levemente hipertensos (131). Los péptidos que poseen los lisados, generalmente cadenas menores a 10 aminoácidos, inhiben específicamente la actividad de la angiotensina convertasa. Cheung y col. (132) indicaron que la actividad inhibidora de la ECA por péptidos dependía de la afinidad de los residuos de aminoácidos N o C-terminales por el sitio activo de la ECA. Por otro lado, los péptidos antihipertensivos también pueden afectar la presión arterial por mecanismos distintos a la inhibición de la ECA. Los estudios sugieren las propiedades antihipertensivas de muchos péptidos bioactivos con mecanismos adicionales para disminuir la presión arterial, como las actividades similares a los opioides y las propiedades antitrombóticas y de unión a minerales. Varios estudios relativamente recientes indican que el CM tiene efecto antihipertensivo tanto en estudios preclínicos y clínicos (133-138).

Otro estudio observó que el hidrolizado de proteínas combinado con leucina reduce la prevalencia de hiperglicemia en diabéticos tipo II (139). No se conoce con exactitud el mecanismo, pero se presume que ciertos biopéptidos se unen a receptores de las células de beta de los islotes de Langherhans, estimulando la síntesis de insulina. Nuestra experiencia clínica coincide con estas observaciones. Utilizando lisado de páncreas los pacientes con diabetes tipo II regulan mejor su nivel de glicemia en el transcurso del primer mes de tratamiento (10). Se sabe también que muchos péptidos ejercen un efecto reductor del colesterol. Los mecanismos exactos responsables de los efectos hipocolesterolémicos no están claros, pero la evidencia indica que la composición específica de aminoácidos en la estructura de proteínas y péptidos de la dieta influye en el efecto de la fuente de proteínas en los niveles de colesterol en plasma. Experiencias en animales diabéticos han demostrado que el CM reduce significativamente los niveles sanguíneos de glicemia, colesterol y leptina en 24 semanas (140). Un estudio reciente realizado en Japón indica que HP regula en un modelo de rata diabética los niveles de glucosa significativamente mejor que el animal que no recibió este hidrolizado (141). El mismo estudio muestra que la presión arterial se redujo significativamente a las 6 semanas de tratamiento y que esto estuvo mediado por la disminución significativa de los valores de angiotensina II en plasma (141). Además, los péptidos hipolipidémicos excretan ácidos biliares del intestino grueso, inhibiendo su circulación enterohepática y mejorando el metabolismo del colesterol hepático.

Otro estudio muy completo que evalúa el efecto de HP sobre el metabolismo lípidico en ratas, confirmó que este producto inhibe el efecto de la lipasa intestinal, inhibiendo su absorción y mejora la capacidad de que los lípidos se unan a los ácidos biliares aumentando su excreción (142). A nivel hepático encontraron que inhiben los genes involucrados en la lipógenesis y activan los genes que aumentan la energía metabólica y el metabolismo del colesterol. También reducen los lípidos (colesterol total y triglicéridos), los oxidantes (TBARS) y los marcadores de inflamación (TNFα, IL1β), mientras aumentan las enzimas antioxidantes (superóxido dismutasa, catalasa, glutatión-peroxidasa) (Figura 1). Todo esto hace que a nivel arterial mejoren el perfil lipídico y la capacidad antioxidante, con lo que reducen el riesgo cardiovascular (142).

K.-T. Yang et al./Food Chemistry 160 (2014) 148–156

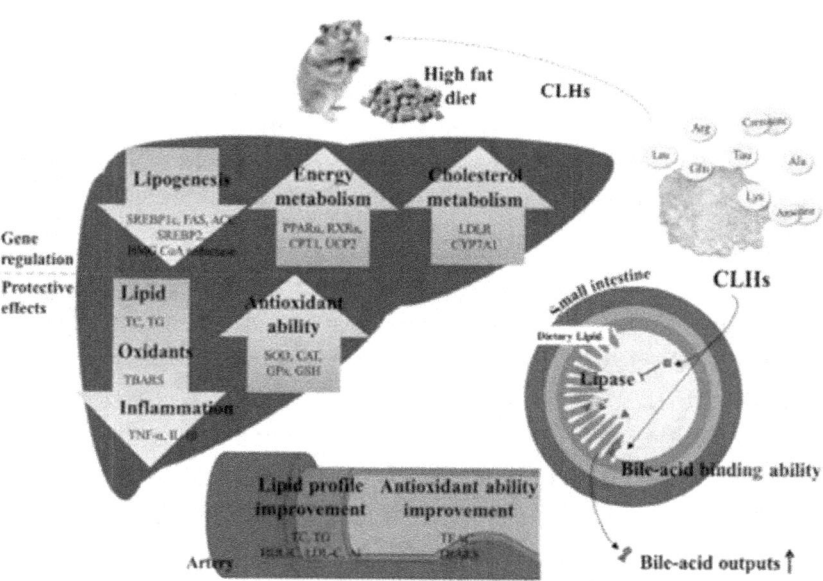

Figura 1 – Efectos de HP sobre el metabolismo lipídico en ratas (142)

Por otra parte, se ha informado que varios péptidos antioxidantes se generan a partir de proteínas de la carne por digestión enzimática. La carnosina y la anserina son los dos dipéptidos antioxidantes endógenos que se encuentran en el músculo esquelético (143). Estos péptidos desempeñan muchos papeles fisiológicos, como la prevención de enfermedades relacionadas con el estrés oxidativo, y se sabe que son los antioxidantes más abundantes en las carnes (144). Desde el punto de vista clínico podemos utilizar diferentes productos. Para regular la glicemia utilizamos lisado de páncreas (PA). En general, el resultado es muy bueno, tanto en diabetes tipo I como tipo II. Para reducir la presión arterial y mejorar el perfil lipídico se recomienda Biocardón (BC), una mezcla formulada especialmente para enfermedades cardiovasculares. Los últimos hallazgos científicos también nos permiten combinar los lisados mencionados, con HP, muy utilizado en Japón para diferentes patologías.

Capítulo 11. Enfermedades autoinmunes

Anteriormente (Cap. 6) hablamos de las enfermedades autoinmunes. Recordemos que son un grupo un grupo de patologías en las cuales, sin causa aparente, se produce una reacción de inmunidad celular a ciertos autoantígenos. También dijimos que algunas de las enfermedades autoinmunes pueden atacar solamente a un órgano, como por ejemplo hígado (hepatitis autoinmune), al ojo (uveítis autoinmune), al páncreas (diabetes tipo I), etc. Otras son más generalizadas, reconociendo antígenos de amplia distribución y la formación de complejos inmunes que se depositan en riñón, piel, articulaciones (por ej. Artritis reumatoide, lupus eritematoso sistémico y otras colagenopatías) (145, 146).

Ya hemos visto que para el tratamiento de estas patologías la medicina convencional dispone de corticoides e inmunosupresores que tienden a reducir la reacción inflamatoria en forma no específica, con efectos indeseables más o menos serios, con una respuesta limitada. También vimos que los llamados "biológicos" tienen mejor eficacia, pero mantienen efectos secundarios y son extremadamente caros. Ahí volvemos a lo que también vimos en capítulos anteriores, los biopéptidos pueden ser inmunomoduladores selectivos para el tratamiento de estas enfermedades. En este capítulo nos ocuparemos de algunas de ellas, de qué evidencia científica existe para su uso y de qué lisados recomendamos. Excluiremos de este capítulo a la artritis reumatoide, de la que ya hemos hablado en el capítulo relativo a las patologías articulares.

Esclerosis múltiple
La esclerosis múltiple (EM) es una enfermedad inmunomediada del sistema nervioso central humano (SNC) que causa la pérdida del complejo de la vaina de mielina / oligodendrocitos y la pérdida axonal y neuronal, que generalmente afecta a

adultos jóvenes y causa una discapacidad neurológica irreversible significativa (147). La proteína básica de mielina y otras proteínas locales son consideradas como blanco de esta enfermedad. Hasta el 85% de los pacientes con EM recién diagnosticados tienen una enfermedad recurrente-remitente que se caracteriza por períodos de desarrollo de déficit neurológicos nuevos o que empeoran, seguidos de una mejoría completa o parcial. En la mayoría de los casos, la EM se manifiesta entre los 20 y 40 años, y las mujeres se ven predominantemente afectadas, al menos en la forma más común de EM. Las lesiones de la EM se desarrollan en varias áreas del cerebro y la médula espinal que, a su vez, conducen al desarrollo de una amplia gama de manifestaciones clínicas. En muchos casos, las manifestaciones neurológicas de la EM se presentan episódicamente y luego avanzan a una fase progresiva con acumulación constante de déficits neurológicos. La debilidad es un hallazgo común en pacientes con EM y se deriva significativamente de la participación del tracto corticoespinal (148).

Entrando ya en el tratamiento, un estudio evaluó el efecto de la tolerización oral con proteína básica de mielina (BPM) o proteína P2 sobre el desarrollo de neuritis inducida por antígeno en ratas (149). La administración oral de BPM suprimió fuertemente los signos clínicos e histológicos de EAN, pero la alimentación de proteína P2 sola no afectó su curso. La terapia oral con BPM después de la aparición de EAN inducida por mielina solo mejoró ligeramente el curso posterior de la enfermedad, pero redujo significativamente la letalidad de esta forma grave de enfermedad. Como mencionamos anteriormente se considera que utilizar la proteína intacta no es tan efectiva como utilizar la misma proteína hidrolizada (20).

Trabajos posteriores demostraron que lisados de médula espinal obtenidos por esta vía fueron efectivos en suprimir la reacción inflamatoria en ratas sometidas a encefalomielitis alérgica experimental, enfermedad de similares características que la esclerosis múltiple en humanos (149). Uno de esos trabajos evidenció esta respuesta evaluando los niveles de metaloproteinasas de la matriz, familia de enzimas que se incrementa sensiblemente en estados inflamatorios. Estas metaloproteinasas se incrementaron varias veces en los animales enfermos respecto de los controles. Después del tratamiento con lisados de médula espinal (ME) la actividad de las metaloproteinasas se redujo en un 30 %. Además, estos hallazgos también encontraron diferencias morfológicas significativas dentro de las células de los animales enfermos antes y después del tratamiento, que también evidencian los efectos positivos del tratamiento con lisados (149). También se demostro demostró que ME reduce la cantidad de esplenocitos (linfocitos del bazo) y el nivel de interferón gamma, lo que es compatible con la modulación del efecto tolerancia oral producido por ME (149). Se ha observado la restauración de la barrera hematoencefálica y la remielinización completa efectiva en ratas que se alimentan dos meses con preparación de péptidos después de la inmunización y el primer signo de EAE. Estos estudios apoyan significativamente la utilización de CP y ME para el tratamiento de esclerosis múltiple y otras patologías desmielinizantes. La experiencia clínica nos indica que los pacientes con esclerosis múltiple mejoran significativamente combinando ambos lisados, durante un período prolongado, de al menos un año.

Lupus eritematoso sistémico

El lupus eritematoso sistémico (LES) es una enfermedad inflamatoria crónica compleja que puede afectar prácticamente cualquier tejido y célula de un individuo (150-152) Se caracteriza por la hiperactividad de los linfocitos B que conduce a la aparición de una serie de autoanticuerpos (autoAbs), la formación de complejos inmunes e inflamación en diferentes órganos y tejidos. Además de la hiperactividad intrínseca de las células B, las anomalías también afectan las respuestas de linfocitos T, la producción de citocinas linfocitos T y la comunicación de las células B-T (153).

El LES puede causar varios síntomas y, a menudo, imita muchas otras enfermedades. Es por ello que el LES se define como una "enfermedad camaleón". Debido a la variedad de características clínicas, pueden pasar varios años antes de que se realice el diagnóstico correcto.

En cuanto a la evidencia científica que existe para el uso de lisados, un estudio demostró que la administración oral de dosis bajas de lisado de riñón (RN) en una línea especial de ratones que sufren esta enfermedad (NZB/WF1) da como resultado una supresión marcada del daño renal y la inhibición de la IgG sérica específica de dsDNA (especialmente las respuestas de isotipo IgG1 e IgG3) en ratones suplementados con RN pero no en ratones suplementados con placebo (51). Otro hallazgo importante fue que este fenómeno de tolerancia oral inhibió selectivamente la producción de citoquinas Th2 en el riñón. Estos resultados son consistentes con estudios en lupus en ratones que indicaron que tanto las células Th1 como Th2 contribuyen a la producción de IgG, y que IL-4 e IL-12 juegan un papel clave en la complejidad de la regulación de las citocinas en la patogénesis del lupus. También aumentó la sobrevida de los animales que recibieron el tratamiento en relación con el grupo control y mejoró la función renal, monitoreado por los niveles de proteinuria (Osofu). Uno de los hallazgos más significativos fue la dependencia del tiempo para la inducción de tolerancia óptima. Varios estudios que ensayaron diferentes péptidos encontraron que la inducción de linfocitos Treg estarían involucrados en la inducción de tolerancia en LE. Así, es posible que en las enfermedades autoinmunes y en particular en el LES, la auto-tolerancia se pueda lograr induciendo células T reguladoras y su función por corticoesteroides, agentes epigenéticos y por tolerancia a péptidos (153, 154).

En relación con la clínica, en general, las manifestaciones pueden ser muy variables. Normalmente se observan manchas cutáneas en rostro y tronco, con poliartralgias, astenia, caída de cabello. En algunos casos puede presentar complicaciones cardiovasculares o renales. De acuerdo con cada caso se irá viendo cuales son los lisados más indicados. De base se utiliza BR y RN. El primero para atender directamente las manifestaciones cutáneas y articulares y el segundo para prevenir las complicaciones renales, que suelen ser las que ponen en riesgo la vida del paciente. Como siempre, mantenemos la medicación convencional hasta que el paciente comience a mejorar tanto clínicamente como en valores de laboratorio. Los indicadores bioquímicos son similares a los que mencionamos en artritis reumatoide en general: VSG, PCR, FAN, etc. En el lupus el FAN es muy importante porque suele tener valores inusualmente altos. El tramiento con BR y RN suele a hacer efecto dentro del primer mes, con reducción de los dolores y de la astenia. El eritema en el rostro y en el tronco puede demorar entre tres y cinco meses para retirarse. Los parámetros bioquímicos comienzan a bajar a partir del segundo mes y se van normalizando alrededor de los 6 meses. El FAN, que puede llegar a valores superiores a 5000, va bajando desde el primer control pero puede demorar algunos meses más en normalizarse. Como siempre, se van retirando paulatinamente la medicación convencional, a medida que el paciente va mejorando.

Miastenia gravis

La miastenia gravis (MG) es una enfermedad autoinmune caracterizada por la disfunción de la sinapsis neuromuscular. Está mediada por anticuerpos y se caracteriza por debilidad muscular y fatiga (155). Se cree que los pasos iniciales que desencadenan la inmunidad humoral en la MG tienen lugar dentro del tejido tímico y el timoma. La respuesta inmune contra uno o varios epítopes expresados en las células del tejido tímico se extiende a los componentes de la unión neuromuscular que comparten el mismo epítope causando autoinmunidad humoral y producción de anticuerpos. Las reacciones autoinmunes a las proteínas en la sinapsis neuromuscular postsináptica incluyen anticuerpos contra el receptor de acetilcolina (AChR), la quinasa específica del músculo (MuSK) y la proteína 4 relacionada con el receptor de lipoproteína de baja densidad (Lrp4) (156).

Estudios científicos publicados en la década de 1990 encontraron que tanto la administración oral del receptor de acetilcolina (157) como su combinación con proteína básica de mielina conseguía reducir los síntomas en ratones previamente inmunizados con AChR (158). Estudios más recientes analizan la conformación de los epitopes activos para desencadenar la tolerancia oral en esta patología (159, 160).

El tratamiento convencional incluye pirigdostimina, corticoides y, en casos más serios, el anticuerpo monoclonal rituximab. Aún con ese tratamiento, hay casos que no responden. Las principales manifestaciones son astenia, disnea, disartria, diplopía, disfagia, con marcada debilidad muscular. El protocolo que diseñamos junto con el Dr. Guillermo Báez es de BR y CP, con el que hemos tenido resultados significativos. Siempre manteniendo la medicación de base, el paciente mejora en la clínica significativamente dentro de los primeros meses, normalizando también los indicadores de laboratorio clásicos. En esta patología aumentan mucho los anticuerpos anti-receptor de acetilcolina (AChR) y la creatinfosfoquinasa (que evalúa la destrucción muscular). La reducción de estos parámetros, especialmente el AChR, puede demorar entre 6 meses y un año, pero también se puede normalizar. Como siempre, la reducción de la medicación convencional es gradual, pero puede llegar a retirar toda. Siempre hay que tener en cuenta que no estamos "curando" al paciente, sino que se suprime la reacción inmunológica, pero el cuadro puede reactivarse, por lo que hay que estar muy atento. Esto incluye un seguimiento regular, cada tres o cuatro meses del paciente y, a veces, un tratamiento de mantenimiento.

Enfermedad de Graves-Basedows y tiroiditis de Hashimoto
Colocamos juntas ambas patologías, porque, si bien la

fisiopatología no es exactamente la misma, se trata de dos enfermedades autoinmunes que afectan la glándula tiroides. La enfermedad de Graves es la etiología más frecuente del hipertiroidismo, con la semiología más espectacular (161). Generalmente se define por un bocio hiperfuncional difuso, generalmente de inicio tardío, relacionado con un factor de estimulación inmunológica de la tiroides. Los mecanismos permanecieron desconocidos durante mucho tiempo, pero ahora se admite el origen autoinmune, relacionado con la aparición de autoanticuerpos que estimulan el crecimiento y la secreción de la tiroides (161).

La tiroiditis de Hashimoto (HT) es un trastorno autoinmune de la glándula tiroides, que se caracteriza por la pérdida progresiva de las células foliculares y el reemplazo concomitante del tejido tiroideo por infiltrados de linfoides y fibrosis (162). La interrupción de la arquitectura tiroidea y la pérdida de funcionalidad complican el curso de la TH por el desarrollo de hipotiroidismo progresivo (163).

En general, la estrategia que manejamos para el tratamiento es la misma que vimos en este capítulo, administrar péptidos antigénicos para inducir tolerancia.

Jansson y colaboradores identificaron péptidos de receptores de tirotrofina y los administraron a ratones transgénicos que eran hipertiroideos por inmunización de este mismo receptor (164). Ellos vieron que hubo una gran reducción de anticuerpos anti-receptor de tirotrofina y menores niveles de hormonas tiroideas. Otro ensayo reciente de fase I abierto informó un intento de inmunoterapia en la EG mediante la inducción de la tolerancia de linfocitos T por péptidos de receptor de tirotrofina (165). Se administraron estos péptidos durante un período de 18 semanas a 12 pacientes con hipertiroidismo con EG no tratada de leve a moderada. Diez pacientes recibieron este tratamiento y aproximadamente la mitad de ellos tenían T3 libre normal en la visita de las 18 semanas. Las hormonas tiroideas libres mejoraron en 2 sujetos, mientras que 3 mostraron un empeoramiento de la tirotoxicosis, al final del estudio. Durante el estudio, los autoanticuerpos de TSH-R circulantes disminuyeron, correlacionándose con diferentes niveles de hormonas tiroideas libres. Los hallazgos indicaron que esta combinación de péptidos es un tratamiento eficaz en la EG.

El esquema de tratamiento que utilizamos desde hace años en estas patologías consiste en la administración de lisados de tiroides (TR) durante un período mínimo de 6 meses, y luego evaluar. Por supuesto que no se retira la medicación que trae el paciente previo a la consulta. Se va reduciendo a medida que vemos que mejora el perfil tiroideo y la sintomatología del paciente. Normalmente en aproximadamente tres meses el paciente normaliza sus parámetros tiroideos, pero el tratamiento debe prolongarse por más tiempo, ya que, como hemos dicho antes, llevamos el paciente a remisión, pero no podemos considerar al paciente curado, dado que son enfermedades que pueden reactivarse.

Síndrome de Sjogren

El síndrome de Sjögren (SS) es una exocrinopatía autoinmune crónica lentamente progresiva, de causa desconocida, que se caracteriza por una infiltración focal de linfocitos T y linfocitos B, ambos activados, que lesionan las glándulas exocrinas (166). Clínicamente se expresa por sequedad ocular (xeroftalmía y queratoconjuntivitis seca) y oral (xerostomía), lo que constituye la base diagnóstica. Con frecuencia hay manifestaciones extra-glandulares que marcan el pronóstico de la enfermedad, como las afecciones articulares o, incluso, LE. El SS afecta a todas las etnias y su distribución geográfica es universal. Predomina en las mujeres (9:1) y se manifiesta entre la cuarta y la quinta décadas de la vida, aunque es posible su comienzo a cualquier edad. La frecuencia de la enfermedad en la población general no se conoce con exactitud. Los dos fenómenos autoinmunes principales observados en el SS son la infiltración linfocítica de las glándulas exocrinas y la hiperreactividad de los linfocitos B (166).
El tratamiento convencional incluye los tradicionales DMARDS, corticoides y pilocarpina, que alivia la sequedad oral y ocular.

Los estudios en donde se evalúa la generación de tolerancia oral se basan en el péptido Ro, que se expresa en tejidos eucariotas mayoritariamente linfocitos y en el bazo, seguido de riñones, tracto gastrointestinal y en menor concentración en corazón, cerebro, músculo esquelético y pulmones. En el año 2005 se publicó un trabajo donde se utilizaba el péptido Ro como inductor de tolerancia oral en un modelo de Sjogren experimental en ratón (167). En este estudio se pudo lograr un flujo salival normal en los ratones experimentales que fueron inmunizados con el péptido y prevenir o limitar la infiltración linfocítica en las glándulas salivales en los ratones a los que se les administró el autoantígeno por vía oral. Esto permitió prevenir la aparición de SS en este modelo.

Desde el punto de vista clínico, el objetivo es inducir tolerancia de manera que la infiltración de las glándulas exócrinas disminuya y se pueda mejorar la lubricación. Muchos de los pacientes que nos llegan vienen con SS con agregado de AR, generalmente de larga data. Esto nos obligó a diseñar, junto al inmunólogo Guillermo Báez, un protocolo de tratamiento que consiste en administrar CM o BR, combinado con el que denominamos Lisaderm (LS), que está compuesto por colágeno, placenta y fresa. De esta manera se induce tolerancia oral a nivel de articulaciones y se mejora sensiblemente la secreción tanto salival como lagrimal. Como vimos en otras patologías autoinmunes, los pacientes empiezan a mejorar al mes desde el punto de vista clínico y a los tres meses ya mejora mucho los parámetros inflamatorios (VSG, FAN, PCR). A medida que vemos la mejoría del paciente se van reduciendo gradualmente las dosis de los fármacos que ya traía. El tratamiento suele prolongarse por al menos un año, hasta que el paciente lleve vida normal.

Uveítis autoinmune
La uveítis autoinmune es una enfermedad inflamatoria del ojo mediada por linfocitos Th1 que atacan específicamente a autoantígenos de la retina del ojo humano. La destrucción de

fotorreceptores y tejidos neuronales pueden llevar a disminución de la visión o aún la ceguera. Estos resultados son promisorios e invitan a realizar nuevas experiencias.

En varios modelos animales (168, 169) y se ha demostrado que la uveítis autoinmune experimental (EAU) en ratas y ratones que se alimentan de autoantígenos suprime las reacciones autoinmunes y limita la enfermedad resultante (170, 171). También se han utilizado péptidos (péptido B27PD derivado de HLA-B) para provocar tolerancia oral y suprimir la uveítis experimental en ratas (172). Estos hallazgos han sugerido una supresión llamada "espectadora intramolecular", que parece regular negativamente de forma inespecífica las respuestas inmunitarias a otros epítopes del mismo antígeno. Estudios realizados en seres humanos mostraron aquellos pacientes que recibieron antígeno S-Ag de retina o extractos de retina mostraron mejoría respecto de los que recibieron placebo (173). En nuestra experiencia clínica, la administración del lisado de Ojo Total ha permitido una mejora muy importante en estos pacientes. Por supuesto, el tratamiento lleva un plazo mínimo entre 6 meses y un año para poder llegar a remisión total.

Conclusiones

Como habrán visto, el protocolo de tratamiento de las patologías autoinmunes es bastante similar, variando solo los tejidos de proveniencia de los péptidos antigénicos. Generalmente, los pacientes llegan después de muchos años con tratamiento convencional, básicamente DMARDs (como el metrotexate o la leflunamida, entre otros), corticoides y analgésicos. En casos muy graves y en pacientes con alto poder adquisitivo se pueden utilizar los anticuerpos monoclonales, que bloquean ciertas citoquinas o receptores de estas para inducir una supresión inespecífica de la reacción inflamatoria. Esto puede causar efectos secundarios por infecciones oportunistas, especialmente respiratorias. Por el contrario, la inmunoterapia específica de antígeno por administración oral de hidrolizados de proteínas provenientes de tejidos blanco induce tolerancia, sin efectos secundarios. Los pacientes mejoran tanto a nivel clínico como bioquímico. El tratamiento, como vimos, es prolongado, entre 6 meses y un año o a veces más. Es importante remarcar una vez más que el tratamiento convencional con el que llegan los pacientes no debe retirarse de golpe, porque podríamos generar un daño mayor. Las dosis de los fármacos convencionales se van reduciendo paulatinamente a medida que vemos que los pacientes mejoran y se normalizan sus parámetros bioquímicos. En la mayoría de los casos se consiguen retirar completamente en un período aproximado de seis meses.

Capítulo 12. Enfermedades dermatológicas

Se considera que los péptidos bioactivos pueden desempeñar un papel importante, mejorando la salud de la piel y reduciendo el efecto nocivo de las lesiones cutáneas inducidas por agentes. Pueden proporcionar efectos protectores, incluida la inhibición de las enzimas cutáneas, la actividad antimicrobiana, la actividad antioxidante y la actividad antiinflamatoria. Zague y col. (174) informaron que los péptidos de colágeno modulan el metabolismo de las proteínas de la matriz extracelular de los fibroblastos dérmicos humanos obtenidos de zonas corporales protegidas por el sol (piel de las mamas) y expuestas al sol (piel de los párpados). Sus resultados mostraron que los péptidos de colágeno aumentaron los precursores de la matriz dérmica junto con las proteínas procolágeno tipo I y colágeno tipo I, que se atribuyeron a una mejor biosíntesis de colágeno en los fibroblastos, pero también disminuyeron el metabolismo del colágeno tipo I a través de la inhibición de las metaloproteinasas (MMP-1 y MMP-2) actividades. Otros trabajos encontraron que el consumo de péptidos de colágeno puede reducir los cambios relacionados con el envejecimiento de la matriz extracelular estimulando procesos anabólicos en el tejido de la piel (175). Estos hallazgos, más otros que veremos más adelante, nos permiten fundamentar su uso para evitar los efectos del envejecimiento cutáneo como así también utilizarlos como terapéuticos en ciertas enfermedades de la piel.

Las enfermedades dermatológicas abarcan un amplio espectro de manifestaciones. Algunas son de importancia estética, pero en otros casos los síntomas afectan significativamente a la calidad de vida y provocan picor, dolor o complicaciones como infecciones secundarias. El cáncer de piel o melanoma es una de las más graves, porque puede llevar a la muerte. En el capítulo 15, en el que abordaremos biopéptidos inmunomoduladores en inmunodeficiencias y cáncer. Además, se ha informado que algunas enfermedades de la piel como la dermatitis atópica, la xerosis, la rosácea y la psoriasis se clasifican como enfermedades inflamatorias crónicas. En este capítulo abordaremos algunas de ellas, en el que la combinación de CM con TM (que abordaremos con mayor profundidad más adelante), son muy eficaces.

Dermatitis atópica
La dermatitis atópica, también conocida como eccema, es un trastorno cutáneo inflamatorio común caracterizado por lesiones eccematosas recurrentes y prurito intenso (176). El trastorno afecta a personas de todas las edades y etnias, tiene un impacto psicosocial sustancial en los pacientes y familiares y es la principal causa de la carga mundial de enfermedades de la piel. La dermatitis atópica se asocia con un mayor riesgo de múltiples comorbilidades, que incluyen alergia alimentaria, asma, rinitis alérgica y trastornos de salud mental. La fisiopatología es compleja e implica una fuerte predisposición genética, disfunción epidérmica e inflamación provocada por los linfocitos T (177). Aunque los mecanismos de tipo 2 son dominantes, existe una creciente evidencia de que el trastorno involucra múltiples vías inmunes.
Las mutaciones de pérdida de función en el gen que codifica la filagrina (FLG) son las variantes genéticas más sólidas y sistemáticamente informadas, lo que respalda un papel clave para la barrera cutánea, ya que la filagrina es una proteína estructural importante en la epidermis. Aunque la genética es claramente importante en la dermatitis atópica, la creciente prevalencia global del trastorno destaca el papel de los factores ambientales (177). Las personas con dermatitis atópica tienen un mayor riesgo de padecer asma, rinitis alérgica y alergia a los alimentos, y podrían tener un mayor riesgo de sufrir una amplia gama de afecciones psicosociales y de salud.

El tratamiento convencional considera recursos tópicos como cremas antiinflamatorias, fototerapia como así también sistémicos comunes con enfermedades autoinmunes, como metrotexate, ciclosporina, etc. También aquí se se han desarrollado anticuerpos monoclonales diseñados para inhibir la respuesta inmunológica, que ya mencionamos, y se conocen convencionalmente como "biológicos" (176). A mi entender, estos fármacos, que terminan genéricamente como "umab" (ej. Dupilumab) tienen una aceptable respuesta, pero son extremadamente caros para su uso habitual, al tiempo que pueden afectar la respuesta inmunológica. Por su modo de acción (bloquear receptores de ciertas citoquinas) están lejos realmente de ser "biológicos" como se los nombra.

Como mencioné al principio de este capítulo, CM tiene efectos muy positivos sobre el metabolismo de la piel. Al mismo tiempo, se ha encontrado efectos antiinflamatorios de estos biopéptidos. Ciertos péptidos presentaron un efecto inhibitorio sobre mediadores y citoquinas pro-inflamatorias. Offengenden et al. (178) informaron que los péptidos de colágeno mostraron un efecto antiinflamatorio sobre la inflamación inducida por TNF-α en los fibroblastos dérmicos por la disminución de la expresión de moléculas inflamatorias, a saber, la molécula de adhesión celular intercelular-1 (ICAM-1) y molécula de adhesión celular vascular-1 (VCAM-1).

En otro estudio, Tanaka, Koyama y Nomura (179) informaron que la administración oral de péptidos de colágeno a ratones sin pelo HR-1 sometidos a fotodaños por rayos UV durante un período de seis semanas, mejoró la hidratación de la piel y disminuyó la hiperplasia epidérmica. Hakuta y col. (180) investigaron el efecto del consumo de un tripéptido de colágeno en pacientes con dermatitis atópica en condiciones de doble ciego durante 12 semanas. Los resultados mostraron que la administración del tripéptido de colágeno redujo significativamente el área de erupción, los valores de severidad de la dermatitis atópica y la pérdida de agua transepidermínal. Los biopéptidos derivados del hidrolizado de Timo (TM) son eficientes inmunomoduladores, como veremos en el capítulo 15. Algunos de estos biopéptidos, como la timopentina, han sido utilizados para el tratamiento de diferentes enfermedades con componente inmunológico. Se sabe que la timopentina estimula la producción de citocinas Th1 como IL2 y gamma IFN e inhibe las citocinas Th2 como IL4 (181-183). En 1990, Leung et al. (183) lo utilizó en 100 pacientes que padecían dermatitis atópica severa a una dosis de 50 mg / d con resultados moderados y una recaída tras la interrupción del tratamiento.

Más recientemente, en un estudio doble ciego controlado con placebo, 39 pacientes con dermatitis atópica grave fueron tratados con 50 mg de timopentina, tres veces a la semana durante 12 semanas (184), junto con antihistamínicos orales y corticoterapia local. No se observaron efectos secundarios significativos, pero los autores concluyeron que su eficacia moderada en la dermatitis atópica refractaria muestra un nivel más bajo de respuesta clínica que la de la ciclosporina (184).

La combinación de CM y TM es muy efectiva para el tratamiento de dermatitis atópica porque, por un lado, CM estímula la síntesis de colágeno y mejora el estado general de la piel y, por otro, TM ayuda a regular el sistema inmune, hecho que hemos ya visto también en otras patologías atópicas, como el asma bronquial.

Psoriasis
La psoriasis es un trastorno autoinmune crónico de la piel caracterizado por placas eritematosas y escamosas con predisposición para el cuero cabelludo, los extensores de las extremidades, la zona lumbosacra y los genitales. Afecta a 125 millones (2-3%) de la población mundial. Aunque puede ocurrir en cualquier grupo de edad, la psoriasis afecta principalmente a personas de 15 a 25 años y puede provocar artritis psoriásica en personas de 30 a 50 años. Es más común en latitudes más altas y en caucásicos en comparación con otros grupos étnicos (185, 186). Aunque se considera un trastorno autoinmune, no hay evidencia de los autoantígenos que podrían ser responsables; Sin embargo, existe evidencia de una predisposición genética a

la enfermedad. La psoriasis conduce a lesiones cutáneas localizadas y generalizadas, y placas rojas delimitadas generalmente cubiertas con escamas blancas o plateadas. Las placas psoriásicas se caracterizan por: (1) desregulación de la proliferación y maduración de los queratinocitos, lo que conduce a acantosis, hipogranulosis y paraqueratosis; (2) proliferación de vasos sanguíneos dérmicos; y (3) infiltración de la piel por células inflamatorias (linfocitos T CD4 +, CD8 + activados, linfocitos T CD3, células dendríticas, macrófagos, mastocitos y neutrófilos) (187).

Suelen presentarse algunas comorbilidades que también abordamos en este libro: artritis, síndrome metabólico, enfermedades cardiovasculares, diabetes, entre otras.

El tratamiento varía para el manejo de la psoriasis dependiendo de su gravedad. Comprende terapia tópica, terapia sistémica, fototerapia y agentes biológicos. Aunque se dispone de múltiples estrategias, la terapia tópica es la terapia de primera línea preferida en la psoriasis leve a moderada. La gran superficie y la acción localizada de los fármacos evitan efectos sistémicos no deseados y, por tanto, los pacientes prefieren este tratamiento. Dicho tratamiento tópico incluye corticosteroides, análogos de la vitamina D3, inhibidores de la calcineurina, retinoides y terapias de venta libre (alquitrán de hulla, ditranol y emolientes). En cambio, en las condiciones de psoriasis de moderadas a graves, se prefieren las terapias sistémicas. La selección de la terapia sistémica también considera la presencia de comorbilidades para una terapia efectiva, así como otros factores relacionados con el paciente. Hasta el año 2000, los fármacos aprobados para la terapia sistémica eran metotrexato, ciclosporina y acitretina. Desde entonces, se han desarrollado y utilizado terapias más nuevas, como anticuerpos monoclonales, pero, como ya hemos dicho, poseen efectos secundarios, como nasofaringitis, infecciones respiratorias altas y migraña. Además, su elevado costo y que deba ser inyectable, elevando el riesgo de infección, limita mucho su aplicación en la clínica (187).

La utilización de biopéptidos inmunomoduladores es una posibilidad muy concreta, como hemos visto en dermatitis atópica. Un estudio realizado por Eskola y colaboradores encontraron que la Timosina estimulaba linfocitos supresores que estaban en baja cantidad en el suero de pacientes con psoriasis (188). Luego Rubins y colaboradores confirmaron que biopéptidos obtenidos por lisis de timo bovino equilibraban la población de linfocitos T y mejoraban el estado de pacientes psoriásicos (189). El estado general de los pacientes mejoró, se registró una regresión de las erupciones cutáneas en un período de tiempo más corto y los períodos de remisión se prolongaron de 2 a 2,5 veces en comparación con los pacientes tratados sin inmunomoduladores.

En otro estudio se encontró que niños psoriásicos tenían niveles bajos de células T y, en particular, una reducción de los linfocitos T supresores. Además, hubo una correlación evidente entre el estado clínico y la disminución del número de supresores de T y en algunos de estos pacientes la actividad funcional de los linfocitos T se vio afectada. Este trabajo también encontró que péptidos tímicos bovinos (TM), indujeron linfocitos T supresores en la sangre periférica de los niños psoriásicos, sugiriendo que estos péptidos pueden desempeñar un papel en el tratamiento de esta enfermedad (190).

Junto con el Dr. Báez desarrollamos un protocolo utilizando biopéptidos de TM, LS y CP. Como ya vimos TM actúa como inmunomodulador selectivo, lo que permite reducir sensiblemente las manifestaciones clínicas, induciendo linfocitos T supresores, que permiten reducir las erupciones cutáneas y prolongar los períodos de remisión. Por su parte, LS estimula la síntesis de colágeno, mejorando la cicatrización y humectando la piel. El lisado CP se utiliza para equilibrar los aspectos neurofisiológicos que pueden desencadenar los brotes dérmicos. Este protocolo lo aplicamos como estudio piloto en 10 pacientes psoriásicos de larga data sin respuesta significativa. Todos los pacientes mejoraron dentro de los primeros 30 días, obteniendo un resultado óptimo entre los 60 y 90 días. A modo de ejemplo, podemos ver la respuesta de algunos de ellos en la figura...Es notable como los pacientes que presentan brotes muy ostensibles a nivel de cara, cuello, espalda, tronco, brazos y piernas, mejoran dentro de los primeros 30 días, logrando prácticamente borrar esos brotes, sin observarse ninguna cicatriz. Hemos constatado que pacientes que continuaron acudiendo al control médico por años, no han sufrido prácticamente brotes, aún sin recibir los lisados. Naturalmente, y como hemos dicho anteriormente, la patología no la podemos considerar curada y puede reactivarse al sufrir alguna infección o picos de stress. En estos casos, se vuelve al esquema inicial y, en seguida, se neutralizan estos brotes.

Capítulo 13. Biopéptidos de hígado. Enfermedades hepáticas y otras aplicaciones

En este capítulo, a diferencia de los otros, no nos referiremos específicamente a determinadas patologías, sino que se abordará específicamente uno de los lisados que mayores propiedades benéficas tiene en el organismo: el hidrolizado de hígado (HP). El hidrolizado de hígado (HP) con biopéptidos naturales ha atraído la atención desde hace mucho porque puede mejorar la función hepática. En Japón se utiliza como agente farmacéutico desde hace mucho tiempo. Un estudio antiguo publicado en una revista científica alemana encontró que HP aumentó los niveles de glutatión en pacientes cirróticos (191). Otro estudio publicado en Lancet en 1946 encontró que un hidrolizado de proteína en necrosis de hígado en animales mejoraba su función hepática (192). Además, otros estudios también históricos, encontraron que hidrolizados de hígado mejoraban pacientes con diferentes tipos de anemias (perniciosa, macrocítica, hipocrómica, etc)(193-195). Estos trabajos mostraron aumento en los niveles de hemoglobina y glóbulos rojos. En los últimos años se ha indagado más sobre los efectos de HP en animales y humanos, encontrando interesantes propiedades benéficas que exceden la regeneración hepática y el aumento de hemoglobina y glóbulos rojos, que analizaremos en este capítulo.

Efecto hepatoprotector
Desde tiempos inmemoriales se utilizó el hígado de diferentes animales y extractos de este mismo órgano. Desde el punto de vista científico, hay trabajos desde 1930 que encuentran que HP mejoran el estado fisiológico de pacientes con necrosis hepática y cirrosis, con aumento de glutatión (191, 192). Un estudio de 1966 encontró que extractos de HP tenían un efecto regenerativo

en ratas envenenadas con tetracloruro de carbono (196). Se investigó el efecto de HP en la regeneración del hígado de rata después de hepatectomía parcial. La administración oral de HP aumentó el peso del hígado de la rata de manera dosis dependiente, 24 horas después de la hepatectomía parcial. La actividad hepática del ornitina-decarboxilasa (ODC) y el índice de proliferación del antígeno nuclear (PCNA) fueron medidos como marcadores de la proliferación celular (197). La actividad de ODC 4 horas y 24 horas después de hepatectomía parcial aumentó significativamente con la administración de HP. El índice de PCNA 24 h también fue aumentado luego de la administración de HP. Estos resultados sugieren que la HP estimula la regeneración del hígado en hepatectomía parcial en ratas.

Más recientemente, Kishimoto y colaboradores sugirieron que HP suprime el aumento de la concentración sérica de acetaldehído después de la ingestión de etanol en ratones, y que es relevante para la mejora de los síntomas en la intoxicación aguda por etanol (198). Otro estudio científico encontró que HP disminuyó de forma dependiente de la dosis el coma y la muerte de los ratones a los que se les administró acetaldehído. Además, HP inhibió un aumento de la actividad de la enzima hepática GPT en suero, que fue causado por la administración oral dos veces de acetaldehído a 1,2 ml / kg en un intervalo de 1 hora (199). Estos resultados sugieren que HP tiene un efecto protector contra la toxicidad inducida por etanol y acetaldehído.

Por otra parte, Okuyama y col. han demostrado que HP mejora la función hepática en la hepatitis alcohólica en humanos (200). Un estudió del 2020 encontró que el tratamiento con HP redujo los biomarcadores de daño hepático como la aspartato aminotransferasa (AST) y la alanina aminotransferasa (ALT) plasmáticas. El tratamiento con HP también redujo los niveles de 8-hidroxi-desoxiguanosina (8-OHdG) como marcador de estrés oxidativo (201).
Estos hallazgos confirman la eficacia del HP como

hepatoprotector y reafirma su uso en el tratamiento de afecciones hepáticas, como la hepatitis de cualquier etiología, hígado graso y cirrosis hepática.

Efecto antifatiga
La fatiga se caracteriza por un cansancio físico y / o mental que tiene como resultado impactos negativos en el desempeño laboral y la intensidad del ejercicio, la vida familiar y las relaciones sociales (202). La fatiga se puede clasificar en secundaria, fisiológica o crónica. La fatiga secundaria es el resultado de trastornos del sueño, depresión, esfuerzo excesivo y efectos secundarios de la medicación. Estudios recientes han demostrado que el metabolismo energético está involucrado en la fisiopatología de la fatiga. La adenosinmonofosfato quinasa (AMPK) es un regulador clave del equilibrio energético celular y de todo el cuerpo. La AMPK fosforila y regula muchas proteínas involucradas en el metabolismo de los nutrientes, actuando en gran parte para suprimir las vías anabólicas que consumen ATP mientras estimula las vías catabólicas generadoras de ATP. El papel de AMPK se ha estudiado ampliamente en el músculo esquelético y el hígado, donde se demostró que aumenta la degradación del glucógeno, la glucólisis, la absorción de glucosa y la oxidación de ácidos grasos (203). La activación de AMPK mediante el ejercicio, la manipulación genética y el agonista de AMPK denominado AICAR da como resultado un mejor rendimiento de resistencia (203). Por lo tanto, esto puede generar un interés considerable en la AMPK como marcador de fatiga física. Un estudio publicado en 2013 evaluó la actividad locomotora, la fosforilación de AMPK y el contenido de glucógeno en el hígado y el músculo sóleo, así como el ácido láctico en sangre después del tratamiento con HP antes y / o después de la caminata forzada. Este estudio que demostró que HP puede inducir la recuperación de la fatiga y activar la AMPK en el hígado y los músculos. El tratamiento con HP también aumentó el glucógeno muscular y redujo el ácido láctico en sangre.

Es bien sabido que la fatiga inducida por el ejercicio afecta el rendimiento, pero la fatiga puede atribuirse a muchos factores, incluida la acumulación de metabolitos y el agotamiento del glucógeno muscular. A una intensidad de ejercicio intermedia, el agotamiento se debe principalmente al agotamiento del glucógeno muscular, por lo tanto, aumentar la reserva de glucógeno muscular favorece la recuperación de la fatiga. El efecto ahorrador de glucógeno de HP podría proporcionar una ventaja de supervivencia importante en situaciones que requieren periodos prolongados de ejercicio de resistencia prolongado porque el agotamiento de glucógeno está asociado con el agotamiento físico, y una utilización más lenta del glucógeno da como resultado un mejor rendimiento en el ejercicio de resistencia (204). Otro hallazgo de este estudio es que el tratamiento con HP reduce el ácido láctico en sangre. El hígado vuelve a convertir el lactato en glucógeno y libera glucógeno en la sangre. Estos hallazgos demostraron que la HP induce la recuperación de la fatiga en una prueba de marcha forzada, al menos en parte, activando la AMPK en el hígado y el músculo.

Otro estudio investigó el efecto de HP en los comportamientos patológicos como reducción inducida de la actividad locomotora por concavalina A (ConA) (205). ConA se utiliza para inducir un comportamiento patológico, que es la expresión de un conjunto coordinado de cambios conductuales adaptativos desencadenados por una activación del sistema inmunológico innato periférico y se caracteriza por conductas de tipo depresivo, como una reducción de la actividad locomotora y anhedonia. El tratamiento con ConA redujo significativamente la actividad locomotora. Los niveles de tirosina hidroxilasa (TH) en el cuerpo estriado del encéfalo también disminuyeron significativamente después del tratamiento con ConA. Este estudio mostró que HP puede revertir la reducción de la la actividad locomotora y proteger la reducción de los niveles de TH inducida por ConA en el cuerpo estriado.

Estos hallazgos nos permiten sostener que HP es capaz de mejorar la resistencia a la fatiga inducida por ejercicio y por ciertos tóxicos como ConA, que induce un estado patológico con reducción de la actividad locomotora. En este último caso podría tener que ver con fenómenos inflamatorios que analizaremos más adelante.

Efecto antiinflamatorio

Estudios muy recientes mostraron aspectos interesantes de HP, relacionados con resistencia a la fatiga pero también respecto de la inflamación sistémica. Estos estudios en animales indujeron ciertas patologías o condiciones que inducen inflamación sistémica como colitis ulcerosa o bulbectomía olfatoria (97, 98). Estas condiciones complejas demuestran que las patologías son sistémicas. Los efectos de ciertas drogas o intervenciones sobre algunos órganos como el colon o los bulbos olfativos inducen una patología no solo a nivel local sino también afectará al sistema inmunológico y nervioso. Al mismo tiempo, estos estudios demuestran los efectos pleiotrópicos de HP, que puede revertir estas condiciones y también prevenirlas.

Las citoquinas como los interferones (IFN), la interleuquina (IL) -1, 2 o 6 o el factor de necrosis tumoral α (TNFα) son responsables de muchos de los síntomas observados en respuesta a la inflamación (p. Ej., Anorexia, disminución de la actividad locomotora), también descrito como comportamiento de enfermedad. Como vimos antes, la ConA induce estos síntomas, provocando una patología experimental en animales. Un estudio publicado en 2020 evaluó si HP tiene efectos antidepresivos y antiinflamatorios en ratones con colitis inflamatoria inducida por dextransulfato de sodio (DSS). El ratón tratado con DSS es un modelo animal de colitis bien caracterizado que presenta cambios similares a los de la colitis inflamatoria (98). Los ratones tratados con DSS presentaron diarrea, heces con sangre, atrofia del colon y un tiempo de inmovilidad prolongado (los ratones tratados con DSS mostraron una tendencia a la inmovilidad prolongada en la prueba de natación forzada). El tratamiento con HP revirtió estos cambios y evitó la presencia de sangre en las heces. En cuanto al estado inflamatorio en el hipocampo, la DSS aumentó en número de astrocitos y células de la microglía, que son células inmunológicas típicas del sistema nervioso. Estos investigadores descubrieron que la microglía activada y los astrocitos típicamente exhibían hipertrofia, con procesos más gruesos, y tenían cuerpos celulares más grandes y más densamente teñidos, mientras que el número de células gliales activadas aumentó en el hipocampo de los ratones tratados con DSS. Por el contrario, la activación de la microglía y los astrocitos se atenuó en el hipocampo de los ratones tratados con DSS que recibieron HP. Además, el tratamiento con HP revirtió los efectos del DSS sobre la activación de las células gliales, incluido el tamaño del cuerpo celular, el recuento celular y la densidad celular. Estos importantes hallazgos en la inflamación del hipocampo influyen en la actividad motora, como vimos antes y también en la neurogénesis, aspecto importante para prevenir conductas depresivas, como ya vimos anteriormente.

Efecto antidepresivo
Algunos de los estudios mencionados y otros han indagado más allá de los efectos descriptos hasta ahora y han propuesto que HP tiene efectos antidepresivos en ciertos modelos que podrían ser extrapolados a humanos (97, 98). En el capítulo relativo a las enfermedades nerviosas he descripto las principales investigaciones respecto del efecto antidepresivo de HP.

Efecto hipoglucemiante e hipolipémico
En el capítulo correspondiente al Síndrome Metábolico me ocupé de detallar los efectos de HP sobre la regulación de la glicemia, de los lípidos como así también de la tensión arterial. Existen estudios recientes de HP como también de CM que muestran que los biopéptidos pueden ejercer una acción preventiva y terapéutica en diabetes y enfermedades cardiovasculares (142). La combinación de HP y CM se recomienda en pacientes con diabetes y/o hiperlipidemia

establecida.

Conclusiones

Como puede verse, HP es un lisado muy importante que no solo actúa como regenerador del hígado en sí mismo sino también puede actuar en condiciones en apariencia disímiles como colitis inflamatoria, anemias, depresión, inflamación, diabetes, dislipidemias y enfermedades cardiovasculares. Pero, recordemos, el organismo es un sistema único e integrado, con una coordinación muy alta entre los distintos niveles de complejidad biológica (sistemas o aparatos, órganos, tejidos, células) que, sin duda, hace que la alteración de un sistema, como el nervioso, afecte a otros, como el endócrino o el inmunológico. Y justamente el hígado y los péptidos que derivan de él nos pueden ayudar a resolver múltiples alteraciones de la salud.

Capítulo 14. Biopéptidos como inmunomoduladores en inmunodeficiencias y cáncer

En este capítulo nos volveremos a ocupar de un lisado específico, el de timo (TM) que tiene una historia interesante y se puede utilizar como inmunomodulador.

Biopéptidos de timo como inmunomoduladores
Desde principios del siglo XX se estudió la función del timo. No fue hasta la década del 1960 que pertenecía al sistema inmune y que tenía funciones endócrinas (206, 207). Los estudios más significativos fueron realizados por Miller y Good (206, 207). Ellos realizaron un experimento trascendental para dilucidar su función. Extrajeron el timo en ratones y demostraron que estos animalitos pierden la capacidad de generar una respuesta inmune, no se desarrollan normalmente y mueren de manera temprana. Esto se revirtió por la administración que un hidrolizado de timo, logrando recuperar todas sus funciones. Klein, Goldstein y White descubrieron que estos extractos tímicos contenían biopéptidos, a los que llamaron genéricamente "timosinas" (208-210).

Estudios más recientes han encontrado y caracterizado estas timosinas en los hidrolizados de timo. Estos biopéptidos de pequeño tamaño son considerados inmunomoduladores naturales que se pueden usar como preventivos y/o terapéuticos. Científicos demostraron que los lisados y/o extractos de timo inducen linfoproliferación y aumento de interleuquina 2, interferón gamma y factor de necrosis tumoral (211).

TM contiene varias familias de biopéptidos que tienen un efecto a nivel inmunológico, pero también en el resto del organismo. Actualmente, se conocen varias familias de péptidos relacionados. Los más conocidos son las timosinas, timomodulinas, timopoyetinas, timulinas, entre otros (212). Varios ensayos clínicos demostraron que los extractos tímicos a menudo logran una mejor respuesta que la de un solo péptido (212). Uno de los más estudiados es la timosina α, que posee muchos efectos en el sistema inmune. Una revisión histórica publicada en Annals of the New York Academy of Sciences por el mismo Goldstein en 2007 sumariza que la timosina α posee las siguientes propiedades (211):

• Estimula la síntesis de interleuquina 2, interferón gamma, interleuquina 6 e interleuquina 7.
• Aumenta la afinidad de los receptores de interleuquina. Posee propiedades antifúngicas, antibacterianas y antivirales.
• Aumenta la diferenciación de células dendríticas humanas y la expresión de antígenos del complejo mayor de histocompatibilidad clase I.
• Bloquea la apoptosis de timocitos inducida por esteroides.
• Restaura la respuesta inmune en animales inmunosuprimidos y pacientes añosos.
• Mejora la respuesta en pacientes con hepatitis B y C crónicas.
• Mejora la respuesta a la vacuna de influenza y hepatitis
• Mejora la respuesta y la supervivencia de pacientes con melanoma en estadío 4 combinada con quimioterapia.

Estos efectos están mediados por la diferenciación y replicación de precursores de linfocitos T, células dendríticas y natural killers. Específicamente, inducen diferenciación en linfocitos T CD8+ (citotóxicos) y linfocitos Th1. Los linfocitos T citotóxicos y las natural killers tienen efectos antivirales y anticancerígenos. Actúan directamente sobre las células infectadas con virus y tumorales, a través de perforinas y granzimas, induciendo la muerte. Los linfocitos Th1 inducen la diferenciación de linfocitos B en plasmocitos, que segregan inmunoglobulinas. Estas inmunoglobulinas actúan directamente eliminando bacterias y hongos.

Por otra parte, se sabe que TM posee efectos directos sobre las células infectadas y tumorales, incrementando la expresión de antígenos específicos, el complejo mayor de histocompatibilidad clase I y decrece su replicación.

Estudios clínicos
Un metaanálisis publicado en 2015 evaluó 6 estudios del efecto de la timosina α en pacientes con sepsis, que evaluaron la supervivencia de estos pacientes con tratamiento convencional y los dividieron en dos grupos (213). A uno de los grupos le agregaron Timosina y al otro placebo. El total de pacientes tratado con Timosina fue de 286 y el grupo control de 279. La supervivencia fue en todos los estudios mayor en grupo Timosina α que en el placebo. El mismo metaanálisis comparó otros 6 estudios donde evaluaron el efecto de la timosina junto con el inmunoestimulante ulinastaina, con un esquema similar. Los 465 pacientes sépticos que recibieron la combinación de inmunomoduladores tuvieron mayor supervivencia que los 450 que recibieron placebo, además del tratamiento convencional.

Otro metaanálisis mostró que en varios trabajos analizados la respuesta a la timosina en pacientes con hepatitis B crónica fue del 41 %, mientras que pacientes similares que recibieron INFα tuvieron una respuesta del 25 %, contra un 7 % de respuesta en los controles históricos con tratamiento convencionales (214).

Otros trabajos científicos demostraron mejorías significativas en citomegalovirus y aspergilosis, tanto en humanos como en animales (215, 216). En un modelo murino de trasplante de médula ósea con neumonía letal causada por A. fumigatus, timosina α protegió a los ratones de la aspergilosis invasiva (217).

Sobre la base de estos hallazgos preclínicos, se ha llevado a cabo un ensayo clínico de fase I / II para determinar la seguridad y eficacia de la administración de timosina α en 30 receptores de trasplantes de células madre depletadas de linfocitos T de hermanos con HLA compatible (218). Los pacientes de 20 a 69 años (mediana de 46) fueron acondicionados con irradiación corporal total o drogas inmunosupresoras y se les administró timosina α desde el día del trasplante en adelante durante 16 semanas. Cuarenta y cinco pacientes, que fueron trasplantados bajo el mismo protocolo, sirvieron como controles. No se produjeron efectos adversos durante el tratamiento y no se observaron episodios de enfermedad de injerto contra huésped. La reconstitución inmunitaria se evaluó por la frecuencia de linfocitos T CD4 + específicos para antígenos de Aspergillus, Candida, Citomegalovirus (CMV), Adenovirus, Virus del Herpes simple, Virus Varicela-Zoster y Toxoplasma. Los receptores de trasplantes de control adquirieron tales respuestas de linfocitos T específicas de patógenos a partir del mes 3, mientras que en los pacientes que recibieron timosina α, los linfocitos T específicos de patógenos aparecieron a sólo 1 mes después del trasplante con frecuencias significativamente más altas. Como consecuencia esta mejora, la supervivencia sin complicaciones fue mejor en los pacientes tratados con timosina que en los controles (219).

Estudios realizados en 2020 en pacientes afectados con COVID19 mostraron resultados muy prometedores como coadyuvantes de la timosina α en el tratamiento. Teniendo en cuenta las propiedades conocidas, varios investigadores propusieron realizar estudios con este biopéptidos, que es el péptido tímico mejor caracterizado. Uno de estos trabajos evaluó pacientes críticos y severos con tratamiento convencional, a los cuales se los dividió en 2 grupos: timosina y no-timosina (220). En 55 pacientes críticos del grupo timosina tuvieron una mortalidad a los 28 días del 12.7 % y a los 60 días del 34.5 % mientras que los 48 pacientes similares del grupo no-timosina tuvieron una mortalidad mayor (28 días 60.4 % y 60 días 62.5 %, $p < 0.05$). En pacientes severos, 47 pacientes del grupo timosina tuvieron mortalidad del 2.1 % tanto a los 28 como a los 60 días, y los del grupo no-timosina 2.7 % en ambos períodos. La diferencia en este último caso no es significativa.

Otro estudio reciente, mucho más completo, revisó retrospectivamente los resultados clínicos de 76 casos graves con COVID-19 ingresados en dos hospitales en Wuhan desde diciembre de 2019 hasta marzo de 2020 (221). En comparación con el grupo no tratado, el tratamiento con timosina α redujo significativamente la mortalidad de los pacientes con COVID-19 grave (11,11% frente a 30,00%, p = 0,044). También mejoró oportunamente el número de linfocitos T sanguíneas en pacientes con COVID-19 con linfocitopenia grave. En tales condiciones, timosina α también restaura con éxito el número de células T CD8 + y CD4 + en pacientes de edad avanzada. Un estudio publicado en diciembre de 2020 mostró que la timosina mitiga la llamada "tormenta de citoquinas", reduciendo las citoquinas inflamatorias y aumentando las antiinflamatorias (222). Esto sucede por el efecto inmunomodulador de los péptidos tímicos y permite que los pacientes mejoren su estado general, no se agraven y reduzcan la mortalidad.

Por otra parte, el efecto TM como coadyuvante en el cáncer ha sido también muy bien estudiado. Hemos mencionado que el sistema inmune, especialmente la inmunidad celular es la encargada de eliminar las células tumorales. Los efectos del TM sobre el sistema inmune, estimulando específicamente linfocitos T auxiliares y citotóxicos, células natural killer y células dendríticas potencian la acción sobre los tumores cancerígenos. Además, estudios recientes encontraron que TM posee efectos directos sobre células tumorales. Además, los biopéptidos tímicos han demostrado la capacidad de inhibir la proliferación de células tumorales, inducir la apoptosis (223-228) y prevenir la carcinogénesis (229, 230), lo que indica su uso en el tratamiento del cáncer (231-234). Los principales efectos a nivel molecular son incrementar la expresión de antígenos del complejo mayor de histocompatibilidad (CMH) clase I, incrementar la expresión de antígenos tumorales y reducir su replicación. El tratamiento simultáneo de quimioterapia o radioterapia junto con biopéptidos de TM potencia enormemente la respuesta.

Otros estudios en ratones injertados con células de melanoma junto con el quimioterápico cisplatino mostraron que, si bien el cisplatino redujo el tamaño de los tumores, los grupos que recibieron también los biopéptidos de TM reducían mucho más el tamaño del tumor (235). Estos investigadores proponen que la combinación de biopéptidos de timo puede unirse al receptor TLR2 de las células dendríticas y los macrófagos que se activan. A su vez, las células dendríticas y los macrófagos pueden presentar más antígenos a los linfocitos T citotóxicos (CTL) específicos del tumor. Los CTL pueden reconocer el aumento de la expresión de MHC I en células de melanoma y luego pueden destruir estas células tumorales (Fig. 8). Adicionalmente al efecto antitumoral, un estudio encontró que factores tímicos atenúa efectos negativos del cisplatino sobre el riñón (236).

Un metaanálisis publicado en 2019 sobre cáncer de pulmón concluye que la evidencia actual indica que el tratamiento con biopéptidos TM, particularmente Tα1, con quimioterapia puede mejorar la inmunidad antitumoral, la respuesta tumoral, la calidad de vida y la tasa de sobrevida a 1 año (237).

Sin embargo, sabemos que no siempre estimular el sistema inmune es eficaz para eliminar el cáncer. Las células tumorales poseen mecanismos de defensa para escapar al sistema inmune, especialmente de los linfocitos T citotóxicos. Existen varios mecanismos por las cuales las células tumorales pueden "camuflarse" para evitar ser destruidas por el sistema inmunológico. Uno de los más conocidos es el llamado PD-1/PDL-1. Para ello, células tumorales se dotan de una molécula llamada PD-L1, que las protege de los linfocitos. Por otro lado, los linfocitos tienen en su membrana una molécula llamada PD-1, la PD-1 se une a PD-L1 e interpreta que no debe de atacarla. Esto hace que la célula tumoral engañe a las células inmunológicas y no sean destruidas, y así ellas proliferan, crecen y pueden hacer metástasis. La oncología moderna busca hacer fármacos (principalmente anticuerpos monoclonales) que se interpongan entre la PD-1 y la PD-L1, es decir que bloqueen el receptor de los linfocitos o de las células tumorales y así se restaure la capacidad de reconocimiento. Estos medicamentos son, en general, anticuerpos monoclonales que se una a la PD-1 o la PD-L1 de manera de bloquear este mecanismo. En ambos casos el efecto es el mismo: la llave no entra en la cerradura, y el proceso natural no se altera.

Según estudios recientes, el TM puede hacer esta función de desenmascaramiento gracias a que posee timosina α (238). Estos estudios, proponen que la timosina bloquea la fosforilación de una proteína llamada STAT-3, lo que inhibe la secreción de metaloproteína 2, que es la que estimula la invasión y migración de estas células tumorales, previniendo el crecimiento tumoral y las metástasis. Este es otro de los recursos terapéuticos que ofrece TM para combatir el cáncer. Por supuesto que, como siempre no se retira la medicación indicada y menos en este tipo de patologías. Consideramos que en oncología los lisados son coadyuvantes y ayudan a mantener el sistema inmune y a combatir la enfermedad. Cuando se utiliza junto con quimio o radioterapia, TM ayuda a reducir o evitar los efectos secundarios y sinergiza con el tratamiento de base.

Biopéptidos de pulmón (Bioneumón, BN) y su combinación con biopéptidos de timo para infecciones respiratorias
Las infecciones respiratorias son muy frecuentes durante el período invernal. Esto se debe a que el frío debilita nuestro sistema inmune y la falta de ventilación en lugares cerrados concentra los virus y bacterias potencialmente patógenos. A esto se agrega las infecciones por coronavirus, especialmente el MERS, el SARS y, más recientemente, el SARS-COV-2. Este último virus no parece tener estacionalidad, además de la alta transmisibilidad que tiene ha generado la pandemia que aún hoy, a la salida de este libro, nos afecta y; seguramente, seguiremos en contacto con él. Sin pretender profundizar en el

COVID en particular, sabemos que es una afección de baja mortalidad, pero dado su alta incidencia debemos extremar los cuidados tanto de contagio como de fortalecimiento del sistema inmunológico. No haré hincapié en las medidas de aislamiento y evitar el contagio, pero sí en lo que es el mejoramiento del sistema inmune y evitar las comorbilidades, es decir las enfermedades previas que presenta el paciente. Respecto a esto último quiero resaltar que es fundamental cambiar nuestros hábitos de vida si pretendemos que el COVID no nos provoque consecuencias graves. La alimentación y el ejercicio parecen ser muy importantes para reducir el riesgo de enfermedades metabólicas, como la diabetes, la hipertensión, la hiperlipidemia, las enfermedades cardiovasculares, la obesidad, entre otras. La alimentación debe ser variada, con baja cantidad de grasas saturadas y azúcares y alta cantidad de vegetales y frutas. Realizar ejercicio aeróbico parece ser otra conducta que permite mejorar la respuesta al virus. Por supuesto que no se pretende que la gente sedentaria pase a ser deportista de la noche a la mañana, pero es muy importante hacer media hora diaria al menos de caminata lo más intensa posible. El tabaquismo, el alcohol y las drogas también son hábitos no convenientes en estos casos, y yo diría que en ninguno. Todas estas recomendaciones contribuyen per-se al mejoramiento del sistema inmune, pero nuevamente TM puede ayudarnos, de acuerdo con lo que vimos previamente, en este mismo capítulo. Por otro lado, existen péptidos naturales que tienen efectos antivirales. Se ha descubierto que ciertos péptidos pueden bloquear la fusión de los virus con las células huésped, especialmente en los virus de la influenza, SARS y COVID-19. También se ha detectado que pueden inhibir la expresión, la liberación del genoma viral, el ensamblaje en del virus en el citoplasma y la liberación del virus (239). Esto además de activar la respuesta inmunológica celular.

Además, el hidrolizado enzimático de pulmón y otros tejidos respiratorios (BN) también posee biopéptidos naturales, que nos pueden ayudar a mejorar nuestra salud. Uno de los péptidos con mayor presencia en el tracto respiratorio es el péptido intestinal vasoactivo (VIP), un biopéptido con efectos pleiotrópicos (240). Pese a su nombre, el pulmón es una de las principales fuentes de este péptido, que fue primero considerado como neuropéptido, pero hoy sabemos que tiene efectos sobre el sistema inmune y el aparato respiratorio (241):

- A nivel de las vías áreas regula la permeabilidad vascular y estimula la vasodilatación.
- Protege las células alveolares de injurias de diferente tipo, incluyendo la producida por el tabaco.
- Estimula la motilidad ciliar del epitelio bronquial y regula la secreción de moco.
- A nivel inmunológico local inhibe la producción de citoquinas inflamatorias, por lo que contribuiría a inhibir la tormenta de citoquinas, característica importante del COVID-19.
- También regula la diferenciación de linfocitos T y promueve los linfocitos Th2, que ayudan a la inmunomodulación.

Por estas razones, la combinación de TM y BN es la recomendada para el tratamiento y la prevención de infecciones predominantemente respiratorias. Ahí incluímos, obviamente, la influenza común o H1N1, los resfríos producidos por virus diversos (rinovirus, adenovirus, etc), faringitis bacterianas o virales, neumonías de diferente origen. Lógicamente, también lo aplicamos en la prevención y tratamiento de COVID. La experiencia en estos últimos meses ha sido muy positiva en este aspecto, fundamentalmente en pacientes con COVID activo y también para tratar las secuelas pulmonares en pacientes que estuvieron muy graves.

Anexo. Lista de lisados Biolisa ® con Biopéptidos naturales

Para tener una visión completa de los productos que se disponen en mercado he decidido agregar este Anexo, dado que en este libro no se describen todas las patologías que podemos abordar con lisados. Primero se describen los lisados simples, compuestos de un solo órgano, a los que llamamos genéricamente "Monolisados" y luego las combinaciones destinadas al tratamiento de patologías específicas, a las que llamamos "Polilisados".

MONOLISADOS

CEREBRO PLUS (CP)
De este producto ya hemos hablado en este libro, sobre todo en el capítulo de afecciones neurológicas. Proviene de tejido de cerebro y de sangre bovina. Tiene efectos sobre los sistemas nervioso y neurovegetativo, a los que equilibra y nutre.

MÚSCULO-COLÁGENO (MC)
Este es otro de los productos de los cuales hablamos bastante y lo utilizamos mucho para la regeneración articular y dérmica. También es útil en los casos de artritis reumatoidea, donde el colágeno tipo II es órgano blanco, generando el efecto de tolerancia oral, y en otras patologías autoinmunes.

HÍGADO (HP)
Ya le hemos dedicado un capítulo entero, por lo que no voy a profundizar demasiado. Es un lisado que tiene efectos pleiotrópicos y lo utilizamos en afecciones hepáticas, anemias, fatiga crónica, colitis ulcerosa, inflamación crónica, depresión, neurogénesis, entre otras.

OJO TOTAL (OT)

Es un hidrolizado de ojo, nervio óptico y músculo. Regula la presión ocular y se indica además para afecciones a la vista en general: glaucomas, cataratas, etc. Se aconseja su ingesta asociada con Músculo y alternadamente con Placenta y Cerebro. Lo hemos mencionado en uveítis autoinmune, dado que induce el efecto de tolerancia oral, lo que inhibe la reacción autoinmune.

PANCREAS (PA)

Contribuye a regular la glucemia, por lo que resulta indicado para distintos tipos de Diabetes. Lo mencionamos en el capítulo de Síndrome Metabólico, por esta razón. En Diabetes tipo 1 (enfermedad de origen autoinmune) su ingesta produce que disminuye la reacción inflamatoria propia de la enfermedad y permite recuperar la capacidad de síntesis de insulina. Por esta razón, se regula mejor la glicemia y se atenúan los síntomas de la enfermedad. Se aconseja asociarlo con Hígado. Se aplica también en pancreatitis crónica y como coadyuvante en otras patologías digestivas.

RIÑÓN (RN)

Se indica en insuficiencia renal, ya que estimula la replicación celular y la regeneración del órgano. Esto lo hace eficaz en: glomérulo nefritis crónica, enfermedad nefrótica, esclerosis renal, nefritis focal o local, hipertensión de origen renal, lupus sistémico, edemas de origen renal, mielonefritis crónica y litiasis renal. También lo mencionamos como tratamiento de Lupus Eritematoso, donde existe evidencia que inhibe la reacción autoinmune, revirtiendo la afección renal. Se aconseja, en este caso, su asociación con CM o BR.

TIMO (TM)

También le dedicamos un capítulo entero, ya que es un

excelente inmunomodulador. Por eso lo utilizamos para inmunodeficiencias de diferente origen y como coadyuvante en el cáncer. También lo mencionamos en patologías dérmicas como dermatitis atópica y psoriasis, que tienen componente inmunológico

TIROIDES (TR)
Actúa como regulador de la actividad secretoria tiroidea. Se indica por tanto en casos de: bocio, tiroiditis de Hashimoto, enfermedad de Graves-Basedown, hipotiroidismo y hipertiroidismo subclínico.

UVA:
De base proteica vegetal (pulpa de uvas) tiene efectos analgésicos. Indicado entonces en artritis, artrosis y en cuadros dolorosos de neoplasias y sus metástasis, como tratamiento coadyuvante. Es conveniente asociarlo con Músculo.

POLILISADOS
Son esas mezclas de lisados están formuladas específicamente para tratar o prevenir disfunciones específicas o familias de patologías que involucren ciertos sistemas o aparatos específicos.

BIOARTRÓN (BR)
Formulado específicamente para nutrir y regenerar tejidos articulares en personas sanas como en pacientes afectados por patologías osteo-articulares. Hemos hablado de este lisado en el capítulo patologías articulares y en el de enfermedades autoinmunes, donde más lo utilizamos.

BIONEUMÓN (BN)
Formulado específicamente para fortalecer y equilibrar el sistema inmune y el aparato respiratorio tanto en personas sanas como en pacientes afectados por patologías alérgicas y/o respiratorias. Justamente lo mencionamos para destacar su aporte en infecciones respiratorias, aunque también podemos

utilizarlo en patologías no infecciosas, como asma bronquial, enfisma pulmonar, enfermedad pulmonar obstructiva crónica (EPOC), entre otras. Lo estamos utilizando mucho en secuelas de COVID 19 y en lo que se ha dado en llamar COVID persistente.

BIOHEMÓN (BH)

Formulado específicamente para suplementar las dietas de personas que sufren afecciones hematológicas. Favorece la síntesis de hemoglobina y estimula la hemopoyesis. Podemos combinarlo con HP, que también estimula la síntesis de glóbulos rojos.

BIOGASTRÓN (BG)

Formulado específicamente para la nutrición y estimulación del aparato digestivo en personas sanas y en pacientes que sufren afecciones gastrointestinales. Lo indicamos en Gastritis, dispepsias, úlceras gástricas, enterocolitis, etc.

BIOCARDÓN (BC)

Formulado específicamente para fortalecer el aparato cardiovascular, mejorar la circulación sistémica en personas sanas como en pacientes cardiópatas o hipertensos. Lo mencionamos en el capítulo correspondiente al Síndrome Metabólico, porque es hipotensor, hipolipemiante, etc.

BIOCLIMAR (BL)

Formulado específicamente para fortalecer el aparato urogenital femenino en mujeres pre y post-menopáusicas. Propone al organismo de la mujer acción preventiva y vigorizante ante estados fisiopatológicos como insuficiencia ovárica, amenorrea, polimenorrea. Ideal para atemperar los síntomas del climaterio
Se indica en insuficiencia ovárica, menopausia, amenorrea, polimenorrea, frigidez, etc.

BIOANDROAR (BA)

Formulado específicamente para estimular el aparato urogenital masculino. SE indicado en impotencia, disminución de la libido, adenoma de próstata, insuficiencia testicular y toda patología asociada a este sistema.

BIOPTIMAR (BP)

Se trata de un producto que posee una gran riqueza de factores de crecimiento y péptidos de bajo peso molecular. Especialmente indicado en la atención del adulto mayor y en casos de sobredemandas físico-mentales. Además contiene aminoácidos naturales (esenciales y no esenciales), lo que asegura la reconstitución y vigorización de los tejidos y órganos fundamentales.

LISADFORT (LF)

Especialmente formulado para optimizar el rendimiento de los atletas en alta competencia, aumentando la fuerza y velocidad de las fibras musculares, el rendimiento cardio-respiratorio y mejorar la actitud mental del deportista. Los tejidos de proveniencia de los mencionados lisados son, pues, Músculo, Miocardio, Pulmón y Cerebro. La ingesta diaria de este producto significa para el organismo humano sobreexigido deportivamente, un importante y equilibrado aporte de aminoácidos naturales y cadenas peptídicas que lo nutren, otorgando a los tejidos musculares y a los órganos comprometidos por el esfuerzo, mayores y mejores capacidades de respuesta.

LISADERM   (LS)

Formulado específicamente para mejorar la nutrición y regeneración de la piel. Elaborado a partir de hidrolizados de Colágeno, Placenta y Fresa. Constituye un muy eficiente complemento de los tratamientos superficiales destinados a conservar y/o devolver tersura, lozanía y frescura a la piel. Lo mencionamos en el capítulo de patologías dermatológicas y en SS y LES, donde también se afecta la piel.

Bibliografía

1. Gargantilla P, Breve historia de la medicina. Ediciones Nowtilus, 2011.
2. Hoang Ti Emperador Amarillo (Autor), Fernando Cabal (Editor). Hoan Ti Nei King Ling Shu- Canon de Acupuntura del Emperador Amarillo 4° Edición. Mandala ediciones, Madrid, 2012
3. Russell B. Historia de la filosofía occidental. Editorial Austral, Madrid, 2010.
4. Hipócrates. Tratados hipocráticos. Editorial Gredos, Madrid, 1990
5. Hippocrates. On the sacred disease (trans:Francis A). http://classics.mit.edu/Hippocrates/sacred.html, 2000
6. Descartes R. Discurso del método. Editorial JG, Quito, 2010.
7. Kumar R, Anil K, Anil K et al.. An Overview and Therapeutic Applications of Nutraceutical and Functional Foods. En: Recent Advances in Drug Delivery Technology. DOI: 10.4018/978-1-5225-0754-3.ch006, 2016.
8. Preámbulo de la Constitución de la Organización Mundial de la Salud. Official Records of the World Health Organization, N° 2, p. 100, 1948.
9. National Center for Complementary and Integrative Health. https://www.nccih.nih.gov/health/complementary-alternative-or-integrative-health-whats-in-a-name, 2018.
10. Fernández Milani R (Editor). La lisadoterapia. Soc. Argentina de Lisadoterapia Dr. Carlos L. Villar, Rosario, 1999
11. Fresquet Febrer JL. El uso de animales y de productos de origen animal en el tratamiento de las enfermedades. En: López Piñero JM (Dir). Los animales en la ciencia y la vida humana. Ilustraciones zoológicas de un milenio (Siglos XI y XX). pp 92-111. Fundación Bancaja, Valencia. 2001.
12. Pesset Cervera V. Terapéutica: Materia Médica y Arte de Recetar, 2°Ed, 2 Vol. Imprenta de Francisco Vives Mora, Valencia, 1905.
13. Aguirre Marco CP. Del medicamento específico a la panacea: la introducción de la tirideoterapia en España, 1993-1898. En: Actes de les V trovades d´Historia de la ciencia i de la técnica, 253-258. 2000.
14. Viswanathan R. Protein hydrolysate in infective hepatitis. The Indian Medical Gazette, 498-499. 1945.
15. Krishnan KV, Narayanan EK, Sankaran G. Protein hydrolysate in treatment of inanition, The Indian Medical Gazette, 160-162. 1944.
16. Tui C. Clinical experiences with oral use of protein hydrolysates. Annals New York Academy of Sciences, 359-373, 1946.
17. Malgras J, Meyer J, Sartory R, Clavelin C. Investigation and determination of some growth factors in a medium with a base of protein hydrolysate. Ann Inst Pasteur (Paris), 85(5):664-6, 1953.

18. Higgins PJ, Weiner HL. Suppression of experimental autoimmune encephalomyelitis by oral administration of myelin basic protein and its fragments. J Immunol, 140(2):440-5, 1988.
19. Weiner H, da Cunha AP, Quintana F, Wu H. Oral Tolerance. Immunol Rev 241(1):241–259, 2011.
20. Lipkowski A, Baranowska B, Marczak E, Kwiatkowska-Patzer B, Gajkowska B, Walski M. Protein hydrolysates for oral tolerance. BioFactors 12:147-150, 2000.
21. Curtis H. Biología. Cuarta Edición. Editorial Panamericana. 1983
22. Da Poian AT, Castanho MARB. Integrative Human Biochemistry. Springer, 2015.
23. Mulero Cánovas J, Zafrilla Rentero P, Martínez-Cachá Martínez A et al. Péptidos bioactivos. Clínica e Investigación en Arterioesclerosis; 23(5):219-227, 2011.
24. Ruiz Ruiz J, Segura Campos M, Betancur Ancona D, Chel Guerrero L. Proteínas y péptidos biológicamente activos con potencial nutracéutico. En Bioactividad de péptidos derivados de proteínas alimentarias, Segura Campos, Chel Guerrero & Betancur Ancona (Eds), 11-27. Barcelona: OmniaScience, 2013.
25. Toledano A, Álvarez MI y Toledano-Díaz A. La comunicación celular, fundamento de la vida. Autores Científicos, Técnicos y Académicos. Acta. https://www.acta.es/medios/articulos/ciencias_y_tecnologia/0 19087.pdf, 2001.
26. Toledano A, Díaz MG. Receptores y comunicación celular. Citología, 10:195-214, 1998.
27. Toledano A, Diaz MG. Los segundos mensajeros y la fase intracelular de la comunicación celular. I. Tipos de segundos mensajeros. Citología. 12:9-21, 1991.
28. Toledano A, Diaz MG. Los segundos mensajeros y la fase intracelular de la comunicación celular. II. Función de los segundos mensajeros. Citología. 12:23-24, 1991.
29. Acquah C, Chan YW, Pan S et al. Structure-informed separation of bioactive peptides. J Food Biochem e12765, 2019.
30. Agyei D, Danquah MK. Industrial-scale manufacturing of pharmaceutical-grade bioactive peptides. Biotechnology Advances, 29(3),272–277. https://doi.org/10.1016/j.biotechadv.2011.01.001, 2011.
31. Lemes, A. C., Sala, L., Ores, J. D. C., Braga, A. R. C., Egea, M. B., Fernandes, K. F. A review of the latest advances in encrypted bioactive peptides from protein-rich waste. International Journal of Molecular Sciences, 17: 950, 2016.
32. Elias RJ, Kellerby SS, Decker EA. Antioxidant activity of proteins and peptides. Critical Reviews in Food Science & Nutrition, 48: 430–441, 2008.
33. Meisel H, Bockelmann W. Bioactive peptides encrypted in milk pro-teins: proteolytic activation and thropho-functional properties. Antonie Van Leeuwenhoek International Journal of General and Molecular Micro- biology, 76, 207–215, 1999.

34. Saiga-Egusa A, Iwai K, Hayakawa T, Takahata Y, Morimatsu F. Antihypertensive effects and endothelial progenitor cell activation by intake of chicken collagen hydrolysate in pre- and mild-hypertension. Biosci Biotechnol Biochem. 73(2):422-4, 2009.
35. Banan-Mwine DE, Oh DH, Lee BH. Bioactive peptides. Foods, 6, 32; doi:10.3390/foods6050032, 2017.
36. Chakrabarti S, Guha S, Majumder K. Food-Derived Bioactive Peptides in Human Health: Challenges and Opportunities. Nutrients 10, 1738; doi:10.3390/nu10111738, 2018.
37. Picariello G, Ferranti P, Fierro O, Mamone G, Caira S, Di Luccia A, Monica S, Addeo FPeptides surviving the simulated gastrointestinal digestion of milk proteins: Biological and toxicological implications. Journal of Chromatography B. 878:295–308, 2010.
38. Sarciaux JM, Acar L, Sado PA. Using microemulsion formulations for oral drug delivery of therapeutic peptides. International Journal of Pharmaceutics, 120:127-36, 1995.
39. Durán-Lobato M, Niu Z, Alonso MJ. Oral Delivery of Biologics for Precision Medicine. Adv. Mater 1901935. DOI: 10.1002/adma.201901935, 2019.
40. Saadi S, Saari N, Anwar, Abdul Hamid A, Mohd Ghazali H. Recent advances in food biopeptides: Production, biological functionalities and therapeutic applications, Biotechnol Adv http://dx.doi.org/10.1016/j.biotechadv.2014.12.003, 2014.
41. Fainboim L, Satz ML. Introducción a la inmunología humana, 3ra Edición. Buenos Aires, 1995
42. Meyer O. L´immunomodulation para voie orale dans la polyarthrite. Rev Rhum 67:593-603, 2000
43. Hafler DA, Weiner HL. Immunologic mechanism and therapy in multiple sclerosis. Immunological Reviews, 144:75-107, 1995.
44. Friedman A, Weiner HL. Induction of energy or active suppression following oral tolerance is determined by antigen dosage. Proc Natl Acad Sci 91:6688–92, 1994.
45. Hafler DA, Weiner HL. Immunologic mechanism and therapy in multiple sclerosis. Immunological Reviews, 144:75-107, 1995.
46. Weiner HL, Friedman A, Miller A et al. Oral tolerance: immunologic mechanism and treatment of animal and human organ-specific autoimmune diseases by oral administration of autoantigens Annual. Review of Immunology, 12:809-37, 1994
47. Rizzo LV, Morawetz RA, Miller-Rivero NE et al. IL4 and IL-10 are both required for the induction of oral tolerance. Journal of Immunology, 162(5):2613-22, 1999
48. Gregerson DS, Obritsch WF, Donoso LA. Oral tolerance in Experimental Autoimmune Uveoretinitis. Journal of Immunology, 151:5751-61, 1993
49. Bello AE, Oesser S. Collagen hydrolysate for the treatment of osteoarthritis and other joint disorders: a review of the literature. Curr Med Res Opin. 2006 Nov;22(11):2221-32.

50. Kwiatkowska-Patzer B, Walski M, Frontczak-Baniewicz M, Zalewska T, Baranowska B, Lipkowski A. Matrix metalloproteinases activity and ultrastructural changes in the early phase of experimental allergic encephalomyelitis. The effect of oral treatment with spinal cord hydrolisate proteins in Lewis rats. The pilot study. Folia Neuropatol, 42:107-111, 2004.

51. Osofu-Appiah W, Sfeir G, Viti D, Burashnikova E. Supression of systemic lupus erythematosus disease in mice by oral administration of kidney extract. Journal of Autoimmunity 13:405-414, 1999.

52. Stancikova M, Stancik R, Gubzova Z, Rovensky J. Collagen in the treatment of rheumatic diseases – oral tolerance. Bratisl. Lek. Listy, 100(10):467-71, 1999

53. Thurau S, Wildner G. Oral tolerance for treating uveitis – new hope for and old immunological mechanism. Progress in Retinal and Eye Research 21:577-589, 2002.

54. Husby S, Mestecky J, Moldoveanu Z, Holland S, Elson CO. Oral tolerance in humans. Journal of Immunology, 152:4663-70, 1994

55. Meyer T, Ullrich R, Zeitz M. Oral tolerance induction in humans. Experimental and Molecular Pathology 93: 449-454, 2012.

56. Rezende RM, Weiner H. Cellular Components and Mechanisms of Oral Tolerance Induction. Critical Reviews in Immunology 38(3):207–231, 2018.

57. Pincus T, Callahan LF. What is the natural history of rheumatoid arthritis? Rheum Dis Clin North Am 19:123-51, 1993.

58. Murray RO. The aetiology of primary osteoarthritis of the hip. Br J Radiol 38(455):810-24, 1965.

59. Aguillón JC, Cruzat A, Contreras-Levicoy J, Dotte A, Pesce B, Aravena O, Salazar L, Catalán D, Abello P, Aguirre A, Llanos C, Cuchacovich M. Terapias emergentes en artritis reumatoide. Rev Méd Chile 133: 969-976, 2005.

60. Moskowitz RW. Role of collagen hydrolysate in bone and joint disease. Semin Arthritis Rheum. 30(2):87-99, 2000.

61. Oesser S, Seifert J. Stimulation of type II collagen biosynthesis and secretion in bovine chondrocytes cultured with degraded collagen. Cell Tissue Res. 311(3):393-9, 2003.

62. McAlindon TE, Nuite M, Krishnan N, Ruthazer R, Price LL, Burstein D, Griffith J, Flechsenhar K. Change in knee osteoarthritis cartilage detected by delayed gadolinium enhanced magnetic resonance imaging following treatment with collagen hydrolysate: a pilot randomized controlled trial. Osteoarthritis and Cartilage 19:399-405, 2011.

63. Llopis-Miró R, de Miguel-Saenz J, Delgado-Velillab F. Eficacia y tolerancia de un condroprotector oral a base de ácido hialurónico y colágeno hidrolizado sobre la funcionalidad articular en individuos activos con artrosis de rodilla. Apunts. Medicina de l'Esport 47: 3-8, 2012.

64. Silman AJ, Hochberg MC. Epidemiology of the rheumatic diseases, 2nd Edn. Oxford: Oxford University Press; 2001

65. Holbrook AM (Chair) for Ontario Musculoskeletal Therapy Review Panel. Ontario Treatment Guidelines for Osteoarthritis, Rheumatoid Arthritis, and Acute Musculoskeletal Injury. Toronto. Queen's Printer of Ontario, 2000.

66. D E Furst, F C Breedveld, J R Kalden, J S Smolen, G R Burmester, J W J Bijlsma, M Dougados, P Emery, E C Keystone, LKlareskog, P J Mease Updated consensus statement on biological agents, specifically tumour necrosis factor (TNFa) blocking agents and interleukin-1 receptor antagonist (IL-1ra), for the treatment of rheumatic diseases. Ann Rheum Dis 2004;63(Suppl II):ii2–ii12, 2004.

67. Min A-Y, Hwang S-H, Park K-S, Lee J-S, Lee K-E, Kim K-W, Jung Y-O, Koh H-J, Do J-H, Kim H, Kim H-Y. Induction of IL-10-producing CD4+CD25+ T cells in animal model of collagen-induced arthritis by oral administration of type II collagen. Arthritis Res Ther 6:R213-R219, 2004.

68. Min S-Y, Park K-S, Cho M-L, Kang J-W, Cho Y-G, Hwang S-Y,Park M-J, Yoon C-H, Min J-K, Lee S-H, Park S-H, Kim H-Y. Antigen-Induced, Tolerogenic CD11+,CD11- Dendritic Cells Are Abundant in Peyer's Patches During the Induction of Oral Tolerance to Type II Collagen and Suppress Experimental Collagen-Induced Arthritis. Arthritis & Rheumatism 54:887–898, 2006.

69. Trentham DE, Dynesius-Trentham RA, Orav EJ, Combitchi D, Lorenzo C, Sewell KL, Hafler D, Weiner H . Effects of oral administration of type II collagen on rheumatoid arthritis 24;261(5129):1727-30. doi: 10.1126/science.8378772, 1993.

70. Barnett ML, Combitchi D, Trentham DE. A pilot trial of oral type II collagen in the treatment of juvenile rheumatoid arthritis. Arthritis Rheum. 39(4):623-8. doi: 10.1002/art.1780390413, 1996.

71. Abramson DB, Cabello J, Bumaguin GE, Jamín A, Vitelli EJ, Zingoni N, Sarrió L, Feldman S, Cointry GR. Tolerancia oral en artritis experimental inducida por antígeno en conejos por administración de hidrolizado de cartílago articular. Inmunologia. 33:121-7, 2014.

72. Mortarino P, Goy D, Palena Alfonso A, Abramson D, Toledo J, Zapata M, Sarrió L, Fracalossi NM, Jamin A, Cointry GR, Feldman S. Tratamiento oral con hidrolizados enzimáticos de colágeno ejerce efectos beneficiosos sobre la evolución de la artritis a nivel experimental y clínico, disminuyendo el fenómeno articular. Correlato con disminución de anticuerpos anti-proteína citrulinada. Medicina. (BA) 68(SII): 117, 2008.

73. Arnett FC; Edworthy SM; Bloch DA, et al. The American Rheumatism Association 1987 revised criteria for the classification of rheumatoid arthritis. Arthritis Rheum. 31:315-24, 1988.

74. Báez AG, Feldman S, Cointry GR. Efecto antiinflamatorio de péptidos de colágeno tipo ii en pacientes con artritis reumatoidea. Estudio piloto. XXXI Jornadas Anuales de la Asociación Argentina de Alergia e Inmunología Clínica y XI Congreso del Cono Sur de la Sociedad Latinoamericana de Alergia, Asma e Inmunología pp123, 2007.
75. Aletaha D, Ward MM, Machold KP, et al. Remission and active disease in rheumatoid arthritis: defining criteria for disease activity states. Arthritis Rheum. 52(9):2625-36, 2005.
76. González V, Stewart A, Ritter P, Lorig K, Translation and validation of arthritis outcome measures into Spanish. Arthritis and Rheumatism, 38(10):1429-1446, 1995.
77. Baez AG. Fundamentos de la aplicación de biopéptidos naturales en patologías autoinmunes y crónicas. VI Simposio Internacional de Medicina Biológica (IMBI). Ciudad de México, 18 y 19 de mayo de 2013.
78. Corona-Vázquez T. Las enfermedades neurológicas. I. Su dimensión y repercusión social. Gac Méd Méx Vol. 138 No. 6, 2002
79. Hökfelt T, Bartfai T, Bloom F. Neuropeptides: opportunities for drug discovery. Lancet Neurology 2: 463–72, 2003.
80. Hokfelt T, Broberger C, Xu Z-Q D, Sergeyev V, Ubink R, Diez M. Neuropeptides — an overview. Neuropharmacology 39:1337–1356, 2000.
81. Hoyer D, Bartfai T a. Neuropeptides and Neuropeptide Receptors : Drug Targets, and Peptide and Non-Peptide Ligands: a Tribute to Prof. Dieter Seebach. Chemistry & Biodiversity 9: 2367-2387, 2012.
82. Abdelbaki Allam AF, Ahmed Abotakia TA, Koptan W. Role of Cerebrolysin in cervical spondylotic myelopathy patients: a prospective randomized study. The Spine Journal 18:1136–1142, 2018.
83. Schwab M, Bauer R, Zwiener U. Physiological effects and brain protection by hypothermia and Cerebrolysin after moderate forebrain ischemia in rats. Exp Toxic Pathol 49:105-116, 1997.
84. Akai F, Hiruma S, Sato T, et al. Neurotrophic factor-like effect of FPF 1070 on septal cholinergic neurons after transections of fimbria-fornix in the rat brain. Histol Histophatol 7: 213-221, 1992.
85. Francis-Turner L, Zinyuk L, Valouskov A V: The effect of NGF and Cerebrolysin on spatial memory after uni- lateral fimbrix-fornix lesion. 17th Annual Meeting of the European Neuroscience Association. Abstract 24.08: 42, 1994.
86. Fuentes P, Mena R. Tratamiento de la enfermedad de Alzheimer. Rol de agentes neurotróficos. Rev Chil Neuro-Psiquiat 47(4):315-320, 2009.
87. Querfurth HW, LaFerla FM. Alzheimer's disease. N Engl J Med 362:329-44, 2010.

88. Rockenstein E, Torrance M, Mante M, et al. Cerebrolysin decreases amyloid-beta production by regulating amyloid protein precursor maturation in a transgenic model of Alzheimer's disease. J Neurosci Res, 83: 1252-61, 2006.
89. Veinbergs E et al. J Neural Transm Suppl 2000; 59:273-80Rockenstein E, Mante M, Adame A, et al. Effects of cerebrolysin on neurogenesis in an APP transgenic model of Alzheimer's disease. Acta Neuropathol, 113: 265-75, 2007.
90. Ubhi K, Rockenstein E, Doppler E, et al. Neurofibrillary and neurodegenerative pathology in APP-transgenic mice injected with AAV2-mutant TAU: neuroprotective effects of cerebrolysin. Acta Neuropathol117: 699-712, 2009.
91. Gauthier S, Proaño JV, Jia J, Froelich L, Vester JC, Doppler E. Cerebrolysin in Mild-to-Moderate Alzheimer's Disease: A Meta-Analysis of Randomized Controlled Clinical Trials. Dement Geriatr Cogn Disord 39:332-347, 2015.
92. Zhang L, Chopp M, Wang C, Zhang Y, Lu M, Zhang T, Zhang ZG. Prospective, double blinded, comparative assessment of the pharmacological activity of Cerebrolysin and distinct peptide preparations for the treatment of embolic stroke. Journal of the Neurological Sciences 398:22–26, 2019.
93. Amiri-Nikpour MR, Nazarbaghi S, Ahmadi-Salmasi B, Mokari T, Tahamtan U, Rezaei Y. Cerebrolysin effects on neurological outcomes and cerebral blood flow in acute ischemic stroke. Neuropsychiatr Dis Treat. 2014 Dec 3;10:2299-306. doi: 10.2147/NDT.S75304. eCollection, 2014.
94. Kim JY, Kim HJ, Choi HS, Park SY, Kim DY. Effects of Cerebrolysin in Patients With Minimally Conscious State After Stroke: An Observational Retrospective Clinical Study. Frontiers in Neurology 10:803, 2019.
95. Chemer N, Bilanovskyi V. Cerebrolysin as a New Treatment Option for Post-Stroke Spasticity: Patient and Physician Perspectives. Neurol Ther. 8:25–27, https://doi.org/10.1007/s40120-019-0128-1, 2019.
96. Guan X, Wang Y, Kai G, Zhao G, Huang T, Youzhen Li3, Yuan Xu4, Luyong Zhang1 and Tao Pang1. Cerebrolysin Ameliorates Focal Cerebral Ischemia Injury Through Neuroinflammatory Inhibition via CREB/PGC-1α Pathway. Frontiers in Pharmacology, 10:1245, 2019.
97. Nakagawasai O, Yamada K, Takahashia K et al. Liver hydrolysate prevents depressive-like behavior in an animal model of colitis: Involvement of hippocampal neurogenesis via the AMPK/BDNF pathway. Behavioural Brain Research 390:112640, 2020.
98. Nakagawasai O, Yamada K, Odaira T et al. Liver hydrolysate improves depressive-like behavior in olfactory bulbectomized mice: Involvement of hippocampal neurogenesis through the AMPK/BDNF/CREB pathway. Journal of Pharmacological Sciences 143, 52e55, 2020.

99. Rockenstein E, Desplats P, Ubhi K et al. Neuropeptide Treatment with Cerebrolysin Enhances the Survival of Grafted Neural Stem Cell in an α-Synuclein Transgenic Model of Parkinson's Disease. J Exp Neurosci . 2016 Jul 7;9(Suppl 2):131-40. doi: 10.4137/JEN.S25521. eCollection, 2015.

100. Noor NA, Mohammed HS, Mourad IM et al. A promising therapeutic potential of cerebrolysin in 6-OHDA rat model of Parkinson's disease. Life Sci. Jun 15;155:174-9. doi: 10.1016/j.lfs.2016.05.022. Epub, 2016.

101. Mahmoudia J, Mohaddesa G, Erfania M et al. Cerebrolysin attenuates hyperalgesia, photophobia, and neuroinflammation in a nitroglycerin-induced migraine model in rats. Brain Research Bulletin 140:197–204, 2018.

102. Gromova A, Kalacheva AG, Grishina TR et al. Neurotrophic peptides of cerebrolysin as a basis for anticonvulsant effect of the drug. Zh Nevrol Psikhiatr Im S S Korsakova. 116(3):55-62. doi: 10.17116/jnevro20161163155-62, 2016.

103. Zamudio SR, Pichardo-Macías LA, Díaz-Villegas V et al. Subchronic cerebrolysin treatment alleviates cognitive impairments and dendritic arborization alterations of granular neurons in the hippocampal dentate gyrus of rats with temporal lobe epilepsy. Epilepsy & Behavior 97 96–104, 2019.

104. Ghaffarpasand F, Torabi S, Rasti A et al. Effects of cerebrolysin on functional outcome of patients with traumatic brain injury: a systematic review and meta-analysis. Neuropsychiatric Disease and Treatment 15:127–135, 2019.

105. Khalili H, Niakan A, Ghaffarpasand F. Effects of cerebrolysin on functional recovery in patients with severe disability after traumatic brain injury: A historical cohort study. Clinical Neurology and Neurosurgery 152:34–38, 2017.

106. Malik AS, Mumtaz W. Capítulo 4. Pathophysiology of Depression. En: EEG-Based Experiment Design for Major Depressive Disorder DOI: https://doi.org/10.1016/B978-0-12-817420-3.00004-7, 89-103.

107. Scorza FA, Guerra B, Cavalheiro EA et al. Neurogenesis and depression: etiology or new illusion? Rev. Bras Psiquiatr. 27:249–253, 2005.

108. Duman LM, Monteggia A. Neurotrophic model for stress-related mood disorders. Biol. Psychiatry 59:1116–1127, 2006.

109. Castrén E, Võikar V, Rantamäki T. Role of neurotrophic factors in depression, Curr. Opin. Pharmacol 7:18–21, 2007.

110. Yirmiya R, Rimmerman N, Reshef R. Depression as a microglial disease. Trends Neurosci. 38:637–658, 2015.

111. Milior G, Lecours C, Samson L et al. Fractalkine receptor deficiency impairs microglial and neuronal responsiveness to chronic stress. Brain Behav Immun 55:114–125, 2016.

112. Gomes C, Ferreira R, George J et al. Activation of microglial cells triggers a release of brain-derived neurotrophic factor (BDNF) inducing their proliferation in an adenosine A2A receptor- dependent manner: A2A receptor blockade prevents BDNF release and proliferation of microglia, J. Neuroinflammation 10:16, 2013.

113. Ros-Bernal F, Hunot S, Herrero MT et al. Microglial glucocorticoid receptors play a pivotal role in regulating dopaminergic neurodegeneration in parkinsonism, Proc Nat Acad Sci USA 108:6632–6637, 2011.

114. Färber K, Pannasch U, Kettenmann H. Dopamine and noradrenaline control distinct functions in rodent microglial cells. Mol Cell Neurosci 29:128–138, 2005.

115. Santarelli L, Saxe M, Gross C et al. Requirement of hippocampal neurogenesis for the behavioral effects of antidepressants. Science 301:805–809, 2003.

116. Simões LR, Netto S, Generoso JS et al. Imipramine treatment reverses depressive and anxiety-like behaviors, normalize adrenocorticotropic hormone, and reduces interleukin-1β in the brain of rats subjected to experimental periapical lesion. Pharmacol Rep 71:24–31, 2019.

117. Lehmann ML, Brachman RA, Martinowich K et al. Glucocorticoids orchestrate divergent effects on mood through adult neurogenesis. J. Neurosci. 33:2961–2972, 2013.

118. Schloesser RJ, Lehmann K, Martinowich HK et al. Environmental enrichment requires adult neurogenesis to facilitate the recovery from psychosocial stress. Mol Psychiatry 15:1152–1163, 2010.

119. Lucassen PJ, Heine VM, Muller MB et al. Stress, depression and hippocampal apoptosis, CNS Neurol. Disord. Drug Targets 5:531–546, 2006.

120. Bercik P, Park AJ, Sinclair D et al. The anxiolytic effect of Bifidobacterium longum NCC3001 involves vagal pathways for gut-brain communication. Neurogastroenterol Motil 23:1132–1139, 2011.

121. Takahashi K, Nakagawasai O, Nemoto W et al. Effect of Enterococcus faecalis 2001 on colitis and depressive-like behavior in dextran sulfate sodium-treated mice: involvement of the brain-gut axis, J Neuroinflammation 16:201, 2019.

122. Mikocka-Walus AA, Turnbull DA, Moulding NT et al. Antidepressants and inflammatory bowel disease: a systematic review. Clin Pract Epidemol Ment Health. 2:24, 2006.

123. Graff LA, Walker JR, Bernstein CN. Depression and anxiety in inflammatory bowel disease: a review of comorbidity and management. Inflamm Bowel Dis. 5:1105–1118, 2009.

124. Lydiard RB. Irritable bowel syndrome, anxiety, and depression: what are the links? J Clin Psychiatry 62(S8): 38–45, 2001.

125. Kurina LM, Goldacre MJ, Yeates D et al. Depression and anxiety in people with inflammatory bowel disease. J Epidemiol Community Health 55:716–720, 2001.

126. Howren MB, Lamkin DM, Suls J. Associations of depression with C-reactive protein, IL-1, and IL-6: a meta-analysis. Psychosom Med 71:171–186, 2009.

127. Kim YK, Na KS, Shin KH et al. Cytokine imbalance in the pathophysiology of major depressive disorder. Prog Neuropsychopharmacol Biol Psychiatry 31:1044–1053, 2007.

128. Maíz A. El síndrome metabólico y riesgo cardiovascular. Boletin de la Escuela de Medicina – Pontificia Universidad Católica de Chile. 30 (1), 2005

129. Aleixandre A, Miguel M. Síndrome metabólico. Endocrinol Nutr;54(9):473-8, 2007.

130. Meco JF, Pintó X. Cálculo del riesgo cardiovascular. Clin Invest Arterioscl;14(4):198-208, 2002

131. Li X, Han L, Chen L. In vitro antioxidant activity of protein hydrolysates prepared from corn gluten meal. J Sci Food Agric 88:1660–1666, 2008.

132. Cheung HS, Wang FL, Ondetti MA, Sabo EF, Cushman DW. Binding of peptide substrates and inhibitors of angiotensin-converting enzyme. Importance of the COOH-terminal dipeptide sequence. J Biol Chem 25:401–407, 1998.

133. Hong F, Ming L, Yi S, Zhanxia L, Yongquan W, Chi L. The antihypertensive effect of peptides: A novel alternative to drugs? Peptides 29:1062–1071, 2008.

134. Saiga A, Okumura T, Makihara T, Katsuta S, Shimizu T, Yamada R, Nishimura T. Angiotensin I-Converting Enzyme Inhibitory Peptides in a Hydrolyzed Chicken Breast Muscle Extract. J. Agric. Food Chem. 51, 1741–1745, 2003

135. Saiga A, Iwai K, Hayakawa T, Takahata Y, Kitamura S, Nishimura T, Morimatsu F. Angiotensin I-Converting Enzyme-Inhibitory Peptides Obtained from Chicken Collagen Hydrolysate. J. Agric. Food Chem. 56, 9586–9591, 2008.

136. Kouguchi T, Ohmori T, Shimizu M, Takahata Y, Maeyama Y, Suzuki T, Morimatsu F, Tanabe S. Effects of a Chicken Collagen Hydrolysate on the Circulation System in Subjects with Mild Hypertension or High-Normal Blood Pressure. Biosci. Biotechnol. Biochem., 77: 691–696, 2013

137. Saiga-Egusa A, Iwai K, Hayakawa T, Takahata Y, Morimatsu F. Antihypertensive Effects and Endothelial Progenitor Cell Activation by Intake of Chicken Collagen Hydrolysate in Pre- and Mild-Hypertension. Biosci. Biotechnol. Biochem., 73 (2), 422–424, 2009.

138. Torruco-Uco, J. G.;Domínguez-Magaña, M. A.;Dávila-Ortíz, G.;Martínez-Ayala, A.; ChelGuerrero, L. A.;Betancur-Ancona, D. A. Péptidos antihipertensivos, una alternativa de tratamiento de origen natural: una revisión. Ciencia y Tecnología Alimentaria, 6:158-168, 2008.

139. Manders RJ, Koopman R, Sluijsmans WE, van den Berg R, Verbeek K, Saris WH, Wagenmakers AJ, van Loon LJ. Co-ingestion of a protein hydrolysate with or without additional leucine effectively reduces postprandial blood glucose excursions in Type 2 diabetic men. J Nutr. 136:1294-9, 2006.

140. Shimizu M, Tanabe S, Morimatsu F, Nagao K, Yanagita T, Kato N, Nishimu T. Consumption of Pork-Liver Protein Hydrolysate Reduces Body Fat in Otsuka Long-Evans Tokushima Fatty Rats by Suppressing Hepatic Lipogenesis. . Biosci. Biotechnol. Biochem., 70 (1), 112–118, 2006.

141. Inoue N, Hidaka S, Miura N, Yamada K, Fukahori M, Maruyama M. Effects of liver hydrolysate on the blood glucose in metabolic syndrome model rats. Yakugaku Zasshi 133:117-123, 2013.

142. Yang KT, Chen L, Liu C-W et al. Effects of chicken-liver hydrolysates on lipid metabolism in a high-fat diet. Food Chemistry 160:148–156, 2014.

143. Lynch PB, Kerry JP. Utilizing diet to incorporate bioactive compounds and improve the nutritional quality of muscle foods. In: Decker E, Faustman C, Lopez-Bote CJ (eds) Antioxidants in muscle foods. Willey, New York, pp 455–480, 2000.

144. Hipkiss AR, Brownson CA. A possible new role for the antiageing peptide carnosine. Cell Mol Life Sci 57:747–753, 2000.

145. Chen Y, Inobe J, Marka R, Gonnella P, Kuchroo VK, Weiner HL. Peripheral deletion of antigen-reactive T cells in oral tolerance. Nature, 376:177-80, 1996.

146. Liblau RS, Singer SM, McDevit HO. Th1 and Th2 CD4+ T cells in the pathogenesis of organ-specific autoimmune diseases. Immunology Today, 16:34-38, 1995.

147. Zéphir H. Progress in understanding the pathophysiology of multiple sclerosis. Revue Neurologique 174:358–363, 2018.

148. Javalkar V, McGee J, Minagar A. Clinical Manifestations of Multiple Sclerosis: An Overview. En: Multiple Sclerosis http://dx.doi.org/10.1016/B978-0-12-800763-1.00001-4, 2016.

149. Kwiatkowska-Patzer B, Michałkiewicz J, Kubiszewska I et al. Spinal cord hydrolysate ameliorate immunological reaction in experimental allergic encephalomyelitis. Acta Neurobiol Exp (Wars) 69(1):73-8, 2009.

150. Hahn BH. Lessons in lupus: the mighty mouse. Lupus 10:589–93, 2001.

151. La Cava A. T-regulatory cells in systemic lupus erythematosus. Lupus 17:421–5, 2008.

152. Singh RP, Dinesh R, Elashoff D et al. Distinct gene sig- nature revealed in white blood cells, CD4(+) and CD8(+) T cells in (NZBx NZW) F1 lupus mice after tolerization with anti-DNA Ig peptide. Genes Immun 11: 294–309, 2010.

153. Sawla P, Hossain A, Hahn BH, Singh RP. Regulatory T cells in systemic lupus erythematosus (SLE). Role of peptide tolerance. Autoimmunity Reviews 11:611–614, 2012.

154. Sthoeger ZV, Sharabi A, Molad Y et al. Treatment of lupus patients with a tolerogenic peptide, hCDR1 (Edratide): Immunomodulation of gene expression. Journal of Autoimmunity 33:77–82, 2009.

155. Romi F, Hong Y, Gilhus NE. Pathophysiology and immunological profile of myasthenia gravis and its subgroups. Current Opinion in Immunology 49:9–13, 2007.

156. Verschuuren JJGM, Huijbers MG, Plomp JJ et al. Pathophysiology of myasthenia gravis with antibodies to the acetylcholine receptor, muscle-specific kinase and low-density lipoprotein receptor-related protein 4. Autoimmunity Reviews 12:918–923, 2013.

157. Wang ZY, Qiao J, Link H. Suppression of experimental autoimmune myasthenia gravis by oral administration of acetylcholine receptor. Journal of Neuroimmunology 44:209-214, 1993.

158. Wang ZY, He B, Qiao J, Link H. Suppression of experimental autoimmune myasthenia gravis and experimental allergic encephalomyelitis by oral administration of acetylcholine receptor and myelin basic protein: double tolerance. Journal of Neuroimmunology 63:79-86, 1995.

159. Baggi F, Andreetta F, Caspani E et al. Oral administration of an immunodominant T-cell epitope downregulates Th1/Th2 cytokines and prevents experimental myasthenia gravis. J Clin Invest 104:1287–1295, 1999.

160. Im S-H, Barchan D, Souroujon MC, Fuchs S. Role of Tolerogen Conformation in Induction of Oral Tolerance in Experimental Autoimmune Myasthenia Gravis. J Immunol 165:3599-3605, 2000.

161. Wémeau JL, Klein M, Sadoul JL. Graves' disease: Introduction, epidemiology, endogenous and environmental pathogenic factors. Annales d'Endocrinologie 79:599–607, 2018.

162. Weetman AP. Autoimmune thyroid disease: propagation and progression. Eur J Endocrinol 148:1–9, 2003.

163. Degertekin CK, Yilmaz BA, Toruner FB et al. Circulating Th17 cytokine levels are altered in Hashimoto's thyroiditis. Cytokine 80:13–17, 2016.

164. Jansson L, Vrolix K, Jahraus A et al. Immunotherapy With Apitopes Blocks the Immune Response to TSH Receptor in HLA-DR Transgenic Mice. Endocrinology 159: 3446–3457, 2018

165. Simon HS, Pearce CD, Wraith DC et al. Antigen-Specific Immunotherapy with Thyrotropin Receptor Peptides in Graves' Hyperthyroidism: A Phase I Study. Thyroid 29:7, 2019

166. Solans R, Labrador M, Bosch JA. Etiopatogenia del síndrome de Sjögren. Med Clin (Barc) 116:750-755, 2001.

167. Kurien BT, Asfa S, Li C et al. Induction of Oral Tolerance in Experimental Sjogren's Syndrome Autoimmunity. Scandinavian Journal of Immunology 61:418–425, 2005.

168. Krause I, Blank M, Shoenfeld Y. Immunomodulation of experimental autoimmune diseases via oral tolerance. Crit. Rev. Immunol. 20:1–16, 2000.

169. Wardrop 3rd RM, Whitacre CC. Oral tolerance in the treatment of inflammatory autoimmune diseases. Inflamm Res 48, 106–119, 1999.

170. Nussenblatt RB, Caspi RR, Mahdi R et al. Inhibition of S-antigen induced experimental autoimmune uveoretinitis by oral induction of tolerance with S-antigen. J Immunol 144:1689–1695, 1990.

171. Rizzo LV, Miller Rivero NE, Chan CC et al. Interleukin-2 treatment potentiates induction of oral tolerance in a murine model of autoimmunity. J Clin Invest 94:1668–1672, 1994.

172. Wildner G, Thurau SR. Cross-reactivity between an HLA- B27-derived peptide and a retinal autoantigen peptide: a clue to major histocompatibility complex association with autoimmune disease. Eur. J. Immunol. 24:2579–2585, 1994.

173. Thurau SR, Diedrichs-Mohring M, Fricke H et al.Oral tolerance with an HLA-peptide mimicking retinal autoantigen as a treatment of autoimmune uveitis. Immunology Letters 68:205–212, 1999.

174. Zague V, de Freitas M, da Costa Rosa G et al. Collagen hydrolysate intake increases skin collagen expression and suppresses matrix metalloproteinase 2 activity. J Med Food 14(6):618–624, 2011.

175. Liu Z, Li Y, Song H et al. Collagen peptides promote photoaging skin cell repair by activating the TGF-β/Smad pathway and depressing collagen degradation. Food Funct 10:6121, 2019.

176. Langan SM, Irvine AD, Weidinger S. Atopic dermatitis. Lancet396:345–60, 2020.

177. Kang K, Stevens SR. Pathophysiology of Atopic Dermatitis. Clinics in Dermatology 21:116–121, 2003.

178. Offengenden M, Chakrabarti S, Wu J. Chicken collagen hydrolysates differentially mediate anti-inflammatory activity and type I collagen synthesis on human dermal fibroblasts. Food Sci Hum Wellness 7(2):138–147, 2018.

179. Tanaka M, Koyama Y, Nomura Y. Effects of collagen peptide ingestion on UV- B-induced skin damage. Biosci Biotechnol Biochem 73(4):930–932, 2009.

180. Hakuta Y, Yamaguchi T, Okawa S et al. Anti-inflammatory effect of collagen tripeptide in atopic dermatitis. J Dermatol Sci 88(3):357–364, 2017.

181. Brehler R, Hildebran A, Luger TA. Recent developments in the treatment of atopic dermatitis. J Am Acad Dermatol 36:983-94, 1997.

182. Kang K, Cooper KD, Hanifin JM. Thymopoietin pentapeptide TP-5 improves clinical parameters and lymphocytes subpopulations in atopic dermatitis. J Am Acad Dermatol 8:372-7, 1983.

183. Leung DY, Hirsch RL, Schneider L, et al. Thymopentin therapy reduces the clinical severity of atopic dermatitis. J Allergy Clin Immunol 85:927-33, 1990.

184. Stiller MJ, Shupack JL, Kenny C, et al. A double-blind placebo-controlled clinical trial to evaluate the safety and efficacy of thymopentin as an adjunctive treatment in atopic dermatitis. J Am Acad Dermatol 30:597-602, 1994.

185. Parisi R et al. Identification and Management of Psoriasis and Associated Comorbidity (IMPACT) project team. Global epidemiology of psoriasis: a systematic review of incidence and prevalence. J Invest Dermatol 133:377–385, 2013.

186. Dogra S, Mahajan R. Psoriasis: epidemiology, clinical features, co-morbidities, and clinical scoring. Indian Dermatol Online J 7:471, 2016.

187. Rapalli VK, Waghule T, Gorantla S et al. Psoriasis: pathological mechanisms, current pharmacological therapies, and emerging drug delivery systems. Drug Discovery Today 25:2212-2226, 2020.

188. Eskola J, Soppi E, Ruuskanen O, Fraki JE. In vitro Thymosin- and Levamisole-induced Increase of Lymphocyte Transformation in Psoriatic Patients. Arch Dermatol Res 263:335-337, 1978.

189. Rubins AY, Merson AG. Subpopulations of T lymphocytes in psoriasis patients and their changes during immunotherapy. J Am Acad Dermatol 17:972-7, 1987.

190. Shaken B, Icleses C, Eleazar MD et al. In vitro Induction of T-Suppressor Lymphocytes by THF, a Thymic Hormone, in Psoriatic Children. Dermatologie 171:226-232, 1985.

191. H Gros, Kirnberger EJ. Der einfluss von leberhydrolysaten auf den glutatttlongehalt des blutes bei lebercirrhose. Klinische Wochenschrift 32:590-591, 1954.

192. Simon DJ, Brown D. Acute necrosis of the liver treated with protein hydrolysates. The Lancet 247(6397):492-4, 1946.

193. Hartfall SJ. Experiences with a concentrated whole liver extract. The Lancet 230 (5945):317–321, 1937

194. Davidson S, Mccrie JG, Lovell Gulland G. The treatment of pernicious anæmia with liver and liver extracts. The Lancet 211(5461):847–852, 1928.

195. Trowell HC. Liver extract in treatment of tropical macrocytic anemia. The Lancet 238(6159):303–304, 1941.

196. Balazs M, Magyar I, Richter K, Valu J. Effect of Extract Prepared from Regenerating Liver on Liver Regeneration in Rats Poisoned with Carbon Tetrachloride. Gastroenterologia 105:214-224, 1966.

197. Fukuda Y et al. Effect of liver hydrolysate on hepatic proliferation in regenerating rat liver. Nippon Yakurigaku Zasshi 114(4):233-8, 1999.

198. Kishimoto R, Hasegawa E, Shirakawa Y. Effect of liver hydrolysate on serum alcohol and its metabolite levels in a mouse model for acute alcohol intoxication. Jpn Phamacol Ther 39:199–207, 2011.

199. Washizuka M, Hiraga Y, Furuichi H et al. Effect of liver hydrolysate on ethanol- and acetaldehyde-induced deficiencies. Folia Pharmacol Jpn 111:117-125, 1998.

200. Okuyama K, Maruyama K, Yokoyama A et al. The therapeutic effect of LEVIDEN on alcoholic liver disease. J New Rem & Clin 46:606–614, 1997.

201. Yamada K, Ueda K, Shirakawa K et al. The Effect of Liver Hydrolysate on Chronic Ethanol-Induced Hepatic Injury in Normal Rats Biol Pharm Bull 43:554–557, 2020.

202. Mehta RK, Agnew MJ. Influence of mental workload on muscle endurance, fatigue, and recovery during intermittent static work. Eur J Appl Physiol 112:2891–2902, 2012.

203. Hardie DG, Sakamoto K. AMPK: a key sensor of fuel and energy status in skeletal muscle. Physiology (Bethesda) 21:48–60, 2006.

204. Nakagawasai O, Yamada K, Nemoto W et al. Liver Hydrolysate Assists in the Recovery From Physical Fatigue in a Mouse Model. J Pharmacol Sci 123:328 – 335, 2013.

205. Nakagawasai O, Yamada K, Nemoto W et al. Liver hydrolysate attenuates the sickness behavior induced by concanavalin A in mice. J Pharmacological Sci 127:489e492, 2015.

206. Miller JFAP. Immunological function of the thymosins. Lancet 2: 748–749, 1961.

207. Good RA, Dalmasso C, Martinez C, et al. The role of the thymus in development of immunologic capacity in rabbits and mice. J Exp Med 116:773–780, 1962.

208. Klein JJ, Goldstein AL, White A. Effects of the thymus lymphocytopoietic factor. Ann N Y Acad Sci 135: 485–495, 1966.

209. Klein JJ, Goldstein AL, White A. Enhancement of in vivo incorporation of labeled precursors into DNA and total protein of mouse lymph nodes after administration of thymic extracts. Proc Natl Acad Sci USA 53: 812–817, 1965.

210. Goldstein AL, Slater FD, White A. Preparation, assay and partial purification of a thymic lymphocytopoietic factor (thymosin). Proc Natl Acad Sci USA 56:1010–1017, 1966.

211. Goldstein AL. History of the Discovery of the Thymosins. Ann N Y Acad Sci 1112:1–13, 2007.

212. Cordero OJ, Reiner Maurer H, Nogueira M. Novel approaches to immunotherapy using thymic peptides. Trends Immunology Today. 18:10-13, 1997.

213. Li C, Bo L, Liu Q, Jin F. Thymosin alpha1 based immunomodulatory therapy for sepsis: a systematic review and meta-analysis. International Journal of Infectious Diseases 33:90–96, 2015.

214. Tuthill CW, King RS. Thymosin Apha 1–A Peptide Immune Modulator with a Broad Range of Clinical Applications. Clin Exp Pharmacol 3:4, 2013.

215. Bozza S, Gaziano R, Bonifzi P et al. Thymosin alpha 1 activates the TLR9/ MyD88/IRF7-dependent murine cytomegalovirus sensing for induction of anti-viral responses in vivo. International Immunology 19:1261–1270, 2007.

216. Carvalho A, Cunha C, Bistoni F, Romani L. Immunotherapy of aspergillosis. Clin Microbiol Infect 18:120–125, 2012

217. Romani L, Bistoni F, Gaziano R, et al. Thymosin alpha 1 activates dendritic cells for antifungal Th1 resistance through toll-like receptor signaling. Blood 103(11):4232–4239, 2004.

218. Ji S-M, Li L-S, Sun Q-Q, et al. Immunoregulation of thymosin alpha 1 treat- ment of cytomegalovirus infection accompanied with acute respiratory distress syndrome after renal transplantation. Transplantation Proceedings 39:115–119, 2007.

219. Camerini R, Garaci E. Historical review of thymosin α 1 in infectious diseases. Expert Opinion on Biological Therapy 15(S1):117-127, 2015.

220. Wu M,1, Ji J-J, Zhong L et al. Thymosin α1 therapy in critically ill patients with COVID-19: A multicenter retrospective cohort study. International Immunopharmacology 88:106873, 2020.

221. Liu Y, Pang Y, Hu Z et al. Thymosin alpha 1 (Tα1) reduces the mortality of severe COVID-19 by restoration of lymphocytopenia and reversion of exhausted T cells. Clin Infect Dis 71(16):2150-2157, 2020..

222. Matteucci C, Minutolo A, Balestrieri E et al. Thymosin Alpha 1 Mitigates Cytokine Storm in Blood Cells From Coronavirus Disease 2019 Patients. Open Forum Infect Dis 8(1):ofaa588. doi: 10.1093/ofid/ofaa588, 2020.

223. Goldstein G, Scheid MP, Boyse EA et al. Asynthetic pentapeptide with biological activity characteristic of the thymic hormone thymopoietin. Science 204:1309–1310, 1979.

224. Liu d, Xia X. Effect of thymosin α1 on apoptosis of lung cancer cell A549. Chin J Clin Pharmacol 1776–1779, 2016.

225. Lao X, Li B, Liu M et al. A modified thymosin alpha 1 inhibits the growth of breast cancer both in vitro and in vivo: suppressment of cell proliferation, inducible cell apoptosis and enhancement of targeted anticancer effects. Apoptosis 20:1307–1320, 2015.

226. Guo Y, Chang H, Li J et al. Thymosin alpha1 suppresses proliferation and induces apoptosis in breast cancer cells through PTEN-mediated inhibition of PI3K/Akt/mTOR signaling pathway. Apoptosis 20:1109–1121, 2015.

227.	Moody TW, Fagarasan M, Zia F et al. Thymosin alpha1 down-regulates the growth of human non-small cell lung cancer cells in vitro and in vivo. CancerRes 53:5214–5218, 1993.

228.	Pica F, Fraschetti M, Matteucci C et al. High doses of thymosin alpha1 enhance the anti-tumor efficacy of combination chemo-immunotherapy for murine B16 melanoma. AnticancerRes 18:3571–3578, 1998.

229.	Moody TW, Leyton J, Zia F et al. Thymosin alpha1 is chemopreventive for lung adenoma formation in A/Jmice. CancerLett 155:121–127, 2000.

230.	Moody TW. Thymosin alpha1 as a chemopreventive agent in lung and breast cancer. Ann N Y Acad Sci 1112:297–304, 2007.

231.	Wolf E, Milazzo S, Boehm K et al. Thymic peptides for treatment of cancer patients. Cochrane Database Syst Rev 16:CD003993, 2011.

232.	Li Y,Ao S, Jin Y.Evaluation of thymopentin in adjuvant therapy for patients with lung cancer:a meta-analysis of randomized trials. J Integr Technol 4:75–81, 2015.

233.	Jiang J, Wang X, Tian J et al. Thymosin plus cisplatin with vinorelbine or gemcitabine for non-small cell lung cancer: a systematic review and meta-analysis of randomized controlled trials. Thorac Cancer 2:213–220, 2011.

234.	Lin C, Liu C, He B et al. Synergistic and protective effect of thymalfasin in treatment of NSCLC: a meta-analysis. PharmToday 26:27–32, 2016.

235.	Ni C, Wu P, Wu X et al. Thymosin alpha1 enhanced cytotoxicity of iNKT cells against colon cancer via upregulating CD1d expression. Cancer Letters 356:579–588, 2015.

236.	Kohda Y, Kawai K, Iwamoto N. Serum thymic factor, FTS, attenuates cisplatin nephrotoxicity by suppressing cisplatin-induced ERK activation. Biochemical Pharmacol 70:1408–1416, 2005.

237.	Zeng FL, Xiao Z, Wang CQ. Clinical efficacy and safety of synthetic thymic peptides with chemotherapy for non-small cell lung cancer in China: A systematic review and meta- analysis of 27 randomized controlled trials following the PRISMA guidelines. Int Immunopharmacol 75:105747, 2019.

238.	Bo C, Wu Q, Zhao H et al. Thymosin α1 suppresses migration and invasion of PD-l1 high-expressing non-small-cell lung cancer cells via inhibition of sTaT3–MMP2 signaling. OncoTargets and Therapy 11:7255–7270, 2018.

239.	Al-Azzam S, Ding Y, Liu J. Peptides to combat viral infectious diseases. Peptides 134:170402, 2020.

240.	Wang J, Shang Y-X, Cai X-X, Liu LY. Vasoactive intestinal peptide inhibits airway smooth muscle cell proliferation in a mouse model of asthma via the ERK1/2 signaling pathway. Experimental Cell Research 364:168–174, 2018.

241.   Onoue S, Yamada S, Yajima T. Bioactive analogues and drug delivery systems of vasoactive intestinal peptide (VIP) for the treatment of asthma/COPD. Peptides 28:1640–1650, 2007.

www.ingramcontent.com/pod-product-compliance
Lightning Source LLC
Chambersburg PA
CBHW070543220526
45467CB00003B/1045